임상

소아 천식

Childhood Asthma

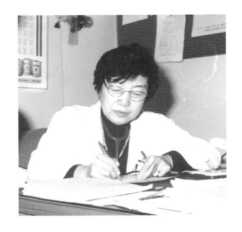

윤혜선

고려대학교 의과대학 졸업(1962)
가톨릭대학교 의과대학 전공의 과정 수료(1967)
소아과 전문의 자격 취득(1967)
가톨릭대학교 의과대학 대학원 박사학위 취득(1972)
미국 Georgetown University 연수
대한 소아알레르기 및 호흡기 학회장 역임(1997 - 1999)
대한 소아과 학회장 역임(1999 - 2000)
대한 천식 및 알레르기 학회장 역임(1999 - 2000)
한림대학교 부속 강남성심병원 소아과 교수(1997 - 현재)

저서
알레르기 질환의 진단과 진료(공저)
4천만의 알레르기(공저)
소아 천식 진단과 치료 가이드 라인(Guideline)
감기를 달고 사는 아이들(공저)
알레르기를 이겨내는 101가지 지혜(공저)

임상
소아 천식
Childhood Asthma

윤혜선 지음

小花

발간사

　나이가 든다는 것은 주변에 감사를 드려야 할 분들이 많아진다는 것이다. 이날까지 많은 분들의 은혜 속에 살아왔지만 특별히 나에게 큰 사랑을 주신 부모님과 큰오빠이신 윤덕선 한림대학교 설립자이며 초대 이사장님 그리고 내 인생의 반려자이신 김정진 교수님, 이젠 모두 먼곳에 계시지만 내 인생에 크나큰 은혜와 사랑을 주신 분들이다. 또한 내가 알레르기를 공부할 수 있도록 이끌어 주시고 격려해 주신 대한 천식 및 알레르기학회 초대 회장님이셨던 고 강석영 교수님께 깊은 감사를 드린다.

　이 책은 하늘에서 나를 늘 사랑으로 지켜보시는 이분들에게 바치고 싶은 마음으로 썼다. 이분들은 내가 어떠한 의사의 모습으로 살아가고 있는지 보고 계실 것이다. 그리고 이 책이 임상에서 천식 소아들을 진료하시는 분들에게 조금이라도 보탬이 될 수 있다면 이 또한 감사할 일이다.

　이 책 집필에 수고를 아끼지 않은 내가 사랑하는 사람 김우경, 김수경 그리고 김범수 교수에게 감사하며, 조급한 출판 부탁에도 따뜻하고 넉넉한 마음으로 도와주신 소화출판사 여러분에게 깊은 감사를 드린다.

　"좋으신 하느님 나를 바라보셨던 당신의 눈길로 아파하는 아이들을 바라보게 하소서."

윤혜선

contents

contents

contents

contents

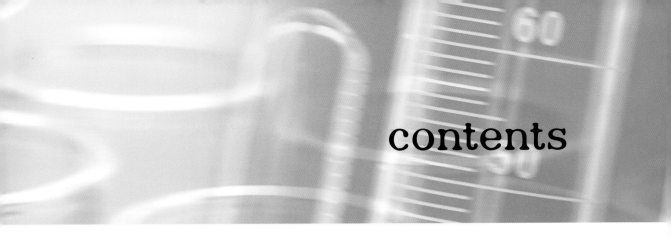
contents

Childhood Asthma

제1장

소아 천식의 이해

1. 서론

천식이란 체질적인 소인과 여러 환경 요인이 합해져서 생기는 기도의 염증 반응과 기관지가 좁아지는 기도 수축, 여기에 기도의 과민성이 내재하는 질환이다.

14세기에 천식이 그리스어 'azein', 즉 숨쉬기 힘들다는 뜻의 단어로 처음 소개된 이래 19세기까지만 해도 천식은 드문 질환이었다. 그러나 지난 30년간 천식 환자의 빈도가 점차 높아져 최근에는 흔히 보는 만성 질환이며 천식은 오늘날 중요한 질병으로 사회적 큰 관심이 되고 있다. 특히 소아 천식은 소아 질병 중 가장 흔히 반복되는 만성 질환의 하나로 지속적인 증가 추세이다.

천식이 증가하는 이유에 대해서는 여러 가지 요인이 지적되고 있으나 대체로 공업화와 더불어 급속히 증가하는 대기오염과 소위 문명의 발달이 가져오는 생활의 서구화, 즉 주거환경과 식생활의 변화 등이 우리 아이들의 체질을 천식에 걸리기 쉽게 한다.

천식 치료는 좁아진 기관지를 확장시키고 기도 염증 반응을 억제시키는 방법으로 천식 증상을 개선시킬 수 있으나 여러 소인이 관련되어 생긴 천식의 근본적인 치료는 간단치 않은 복합적인 문제가 있어 천식을 당뇨병이나 고혈압과 같은 만성 질환으로 고려할 필요가 있다. 더욱이 천식은 어느 연령에서나 발병될 수 있지만 대부분 이 질환이 소아 초기부터 증상이 나타나고 발병되며, 심한 경우 성인 천식으로까지 이어질 수 있기 때문에 소아 천식의 치료는 매우 중요하다. 소아 천식 치료는 천식에 대한 이해가 우선 되어야 하며, 증상 치료와 함께 천식과 관련된 여러 요인에 대한 지속적인 환경 관리 및 자기 관리가 중요하다.

2. 소아 호흡기의 생리

호흡기는 코끝에서 폐포까지를 말하며 호흡은 수십 조나 되는 폐포 전부에 산소를 공급하기 위해 공기를 들이마셔 폐포에 보내고, 그 산소를 폐포로부터 받아들여 전신의 조직세포에 공급하는 한편 그 조직세포에서 나온 이산화탄소를 거꾸로 폐포에서 공기 중으로 내버리는 작용을 한다. 정상적으로 공기는 코를 통해 비강, 인두·후두 기관, 기관지를 지나 7～10억 개나 되는 폐포에 도달하여 폐포에 망상으로 분포되어 있는 혈관을 통해서 가스 교환이 이루어진다.

보통 코로 숨을 쉴 때 하루 1만 리터 이상의 공기가 코를 통해 지나가게 되는데 공기 속에는 우리 몸이 필요한 산소뿐만 아니라 각종 먼지, 세균, 바이러스, 곰팡이 혹은 자극성 가스 성분 등이 코 점막을 비롯한 호흡기도의 점막을 자극한다. 정상적으로 코 점막은 외부 자극에 대한 면역학적 역할과 기계적 장벽 역할을 통하여 생리기능을 유지한다. 이러한 코 점막의 정상기능은 감염, 알레르기, 또는 자율 신경계의 불균형 등으로 초래된 다양한 염증 반응으로 손상되며, 염증의 심한 정도와 지속시간, 환자의 면역 능력에 따라 정도의 차이를 보인다. 즉 코는 우리 몸에서 호흡기의 일차적인 방어기관으로 외부에서 유입된 차고 건조한 공기를 체온에 가깝게 올려 주고 습도를 알맞게 높여 따뜻하고 촉촉한 공기가 기도로 유입되게 하는 온도 조절과 가습 역할을 하여 코를 통해 유입된 공기가 기관지 분지부(carina)에 도달될 때는 기류의 온도와 습도가 폐포 온도와 습도의 약 75%에 달한다. 나머지 25%는 흡입공기가 큰 기관지를 통과하는 동안에 공급받게 되며, 정상적으로 폐 내부에 습도는 100%이며 온도는 37℃를 유지한다. 실제 어린 아기들은 비강이 좁고 분비물이 늘 쉽게 차있어 쉽게 코가 막혀 있고 코를 통한 호흡이 어려워 대개 입으로 호흡하기 때문에 차고 건조한 공기를 입으로 들이마시기 때문에 기관지에 악영향을 줄 수 있다.

대기중의 공기가 신체로 유입될 때 우리 호흡기의 첫 입문인 코털이 외부에서 유입되는 공기 중 10～15μm 이상 되는 입자는 걸러내고, 5μm 이상의 입자는 대개 비강 내 코딱지로 남게 되며 1～5μm 크기의 입자들은 기관지로 유입되어 기관지 점액막층 (mucus blanket)에 부착된다. 코는 1μm 또는 그 이하의 작은 입자는 기관지 깊숙이 유입되지만 대부분은 호기와 함께 밖으로 배출되거나 기관지 점막층에 묻어 외부로 제거된다.

3. 기관지의 생리적 방어기전

기관지세포의 섬모운동과 더불어 점막층은 기관지 방어기전 및 면역학적으로 대단히 중요하다. 바이러스나 세균감염, 혹은 알레르겐 기타 자극물에 의한 섬모상피세포와 점액층의 손상은 소아 천식에 중요한 병인이 된다. 그뿐만 아니라 흡입되는 기류의 습도가 낮으면 기관지 점막층이 건조해지고 섬모운동에 장애를 가져오며, 분비물 배출 곤란, 섬모상피세포의 탈락, 기도 분비물의 고형화로 인한 기도 폐쇄가 생기고 여기에 세균침입과 증식이 증가되고 기도가 막히게 되어 쉽게 무기폐 발생으로 이어질 수 있다.

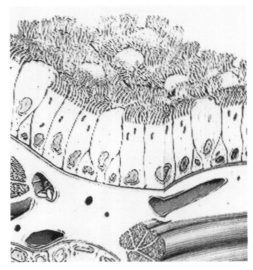

[그림 1-1] 기관지 점막의 단면도

점액막층은 배상세포(goblet cell)로부터 만들어지며 두께가 $2 \sim 5 \mu m$ 되는 층이 섬모상피세포 위에 있다. 이 점액막층 밑에 있는 섬모들이 1분에 1,000여 회 상기도 방향으로 움직여 이 점액층이 1분당 약 10mm씩 상기도로 밀어낸다. 일단 폐포 내에 깊숙이 섬모상피세포가 없는 부위까지 들어간 입자들은 섬모운동에 의한 제거가 어려우며, 폐내 대식세포(macrophage)에 의해, 혹은 림프구에 의해 국소 림프절 또는 혈관으로 흡수되어 제거된다. 섬모운동에 의해 상부기도로 올려진 기도 분비물은 기침과 함께 체외로 배출된다. 기관지 분비물이 기관지 제6분지 부위까지 올라와 있어야만 기침에 의해 체외로 배출이 가능하다. 하부기도에 있는 가래를 상부기도로 올라오게 하기 위해서는 **huffing**(숨을 깊게 들이마셨다가 빨리 세게 내쉬는 방법) 혹은 힘껏 불어내는 방법이나 호흡기 물리요법이 도움이 된다.

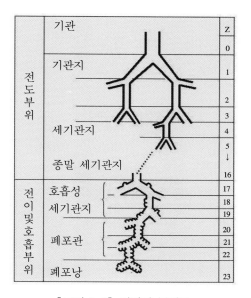

[그림 1-2] 기관지 분지도

기도에 침입된 바이러스나 세균에 대한 방어기전으로는 기도세포의 식균 및 살균작용, 즉 opsonin과 소림프구에 의해 증진된다. 그 외 호흡기 분비물 내에 있는 주 항체로는 기도 점막하 조직 내 형질세포에서 만들어지는 분비형 면역 글로불린A(secretory IgA)가 있으며 이 항체는 바이러스 및 독소를 중화시켜서 세균용해를 돕고 항원 유입을 방지한다. 그 밖에 점액 내 lysozyme, lactoferrin과 interferon도 호흡기의 방어기능에 기여한다.

폐포 벽은 매우 얇고 모세혈관 망이 빽빽하게 둘러쳐 있으며 이 모세혈관 벽도 매우 얇아서 폐포와 모세혈관벽을 합쳐도 $0.1\mu m$ 정도이다.

전신에 조직세포로부터 CO_2를 모은 정맥혈은 심장으로 가서 폐동맥을 통해 폐포 인접 모세혈관을 거쳐서 폐포 내로 들어가 호기로 빠져 나간다. 한편 상부기도로부터 폐포 내로 유입된 산소(O_2)는 얇은 폐포 벽과 인접 모세혈관 벽을 통해 혈액 내로 들어가 전신조직에 산소를 공급한다. 이것이 폐의 가스 교환에 따른 호흡으로 살아가기 위해 가장 중요한 호흡기능이다.

천식은 이 폐포의 병은 아니고 공기가 유통되는 기도, 즉 기관지의 통과 장애 때문에 폐포로 들어오는 적절한 산소가 부족되는 질환이며 심해지면 CO_2의 배출 장애도 초래하여 호흡 곤란을 보이는 질환이다. 기도의 공기 통과 장애는 기도에 생긴 만성적인 염증과 기관지 평활근의 수축으로 인한 기도 협착으로 폐포까지 공기가 유입될 수 없는 상태가 된다.

천식은 크고 작은 기관지에 광범위하게 침범해서 좁아지는 부위가 대개는 전체적으로 가늘어지지만 특히 좁은 세기관지의 폐쇄가 더욱 증상을 증폭시킨다. 큰 기관이나 기관지에는 연골이 있기 때문에 기도 폐쇄가 기관지 평활근의 수축만으로 기관지가 좁아지는 것은 아니다. 어린 영유아들의 기관지(기관지 내경이 2mm 이상이 큰기관지, 2mm 이하가 소기관지)는 그 내경이 원래 좁기 때문에 특히 세기관지의 경우 더욱 쉽게 기도 폐쇄가 온다. 여기에 천식기관지는 비정상적으로 과민 상태에 있어 대단치 않은 비특이적인 자극에 의해서도 곧 수축하는 기도 반응의 항진 상태가 나타난다.

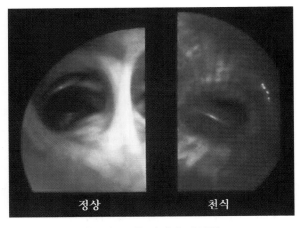

정상　　　　　천식

[그림 1-3] 기관지 내시경

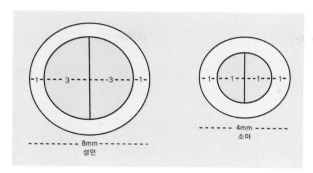

[그림 1-4] 성인과 소아의 기관지 크기와 문제점

기관지의 직경이 8mm인 성인과 4mm인 소아에서 똑같은 1mm의 기관지 염증이 발생될 경우에 성인에서는 나머지 공간 직경이 6mm로 처음에 비해 25%만 감소되나 소아에서는 나머지 직경이 2mm로 처음에 비해 50%가 감소되므로 매우 불리하다.

4. 어린 소아 호흡기의 특징

① 호흡기의 구조적, 생리적 특수성과 취약성 때문에 폐쇄성 기도 질환이 호발한다.
② 성인에 비해 5살까지는 기도내경 특히 말초기도의 내경이 작아서 기도 저항이 크고 쉽게 기도 폐쇄가 초래되며 무기폐가 호발한다.
③ 성인에 비해 기도 점액분비선이 증식되어 있다.
④ 기도 폐쇄가 기도 수축보다 점막의 부종과 점액 분비가 주 요인이다.
⑤ 말초기도에 평활근 발달이 미약하다. 따라서 큰 소아나 성인에 비해 어린 소아에서는 기관기 확장제 반응이 미약할 수 있다.
⑥ 흉곽과 횡경막의 접합이 수평적이기 때문에 호흡시 횡경막 운동이 크고 쉽게 피로해진다.
⑦ 횡경막에 피로 저항성 근육섬유가 적다.
⑧ 정적 탄성반도(static elastic recoil)가 떨어져 있어서 호흡시 초기에 기도가 막혀 환기/관류(ventilation/perfusion) 부조화로 저산소증이 보다 쉽게 나타난다.
⑨ Kohn 세공과 Lambat 통로의 수와 크기가 작아 측부 환기가 부족하다.

5. 알레르기란 무엇인가

(1) 알레르기

알레르기(allergy)란 면역학적 기전(immunologic mechanism)에 의해 매개된 개체의 반응으로 생긴 특이한 후천적 변화이다. 즉 알레르기란 정의에 면역학적 기전을 증명할 수 없는 경우는 제외했다. 예로 약물 복용 후 생긴 부작용처럼 면역학적 근거가 없는 경우, 우유 마신 후 lactase, disaccharidase 결핍환자에서 생긴 반응, 우유 불내성(milk intolerance) 등은 알레르기 반응에서 제외된다.

알레르기의 어원은 1906년 폰 피르케(von Pirque)가 처음 사용했으며 그리스 말의 allos에서 유래되었는데 그 말의 뜻은 변형된 것을 의미한다. 즉 알레르기란 이물질에 대한 신체의 과반응 혹은 변형된 비정상적인 면역 상태를 뜻하는 것으로 사람에게 해를 일으키는 경우를 말한다.

(2) 아토피(Atopy)

아토피란 그리스어 'a-topos'에서 유래되었으며 이 뜻은 '이상한 것'을 나타내는 말로 알레르기 비염, 알레르기 천식, 아토피 피부염이 잘 생기는 유전적인 소인이 있는 경우를 의미하는 것으로, 알레르기 질환 중에 아토피의 성향을 나타내는 경향이 많아서 (약 75%) 서로 혼돈하여 쓰이기도 한다.

(3) 항원과 알레르겐

antigen과 allergen이란 용어는 흔히 서로 바꿔 쓰이기도 하는데 그러나 모든 항원이 알레르겐(good allergen)은 아니다. 예로 tetanus와 diphtheria toxoids는 강한 항원이지만 알레르기 반응을 일으키는 경우는 드물다. 반면 ragweed pollen protein(돼지풀

화분 단백)은 가장 강력한 알레르겐 중의 하나이지만 특별히 강한 항원은 아니다.

(4) 알레르겐의 특성

대부분 알레르겐의 특성은 단백질이고, 산성(pH 2~5.5)이며, 분자량(molecular wt.)
이 10,000~70,000d(dalton)이다. 분자량이 10,000d보다 적은 경우 비만세포 표면에
부착된 IgE항체와 결합될 수 없다. 또한 70,000d 이상은 IgE-forming plasma cells에
도달하기 위한 점막 표면을 쉽게 통과할 수 없다.

(5) 아토피와 유전

아직까지 아토피에 대한 특정 단일 유전자를 찾아낸 것은 아니지만 아토피가 어떤 인
체백혈구 항원(human leukocyte antigen HLA)에 조직적합유전자형(histocompatability
types)과 연계되었음이 알려졌고 여러 염색체(chromosome) 11q, 14, 5q에 산재되어
있다. chromosome 5q 31-33은 아토피와 연계된 candidate gene을 가지고 있으며, 이
유전자는 IgE 생성과 IL-4, IL-5, IL-13을 조절하거나 베타2 – 수용체를 하향 조절시켜
치료반응을 변형시킨다. 아토피는 전형적인 멘델의 열성(mendelian recessive) 혹은 우
성(dominant) trait로 유전되며, 가족 개개인의 어느 특정한 유전자 한 개가 침범될 수
도 있고, 다른 여러 유전자들이 복합적으로 아토피를 유발하기도 한다.

(6) IgE항체 형성

IgE항체 형성은 알레르겐 추출물(extract)로 피부 반응 검사를 하여 생긴 팽진(wheal
or flare)의 크기로 아토피 개체를 확인한다. 그러나 정상인의 비만세포상에 그리고 정
상인 혈청 내에서도 IgE를 볼 수 있어서 IgE항체 형성 범위가 아토피 개체에 국한된
것은 아니다. 예를 들면 직업적, 환경적으로 높은 농도의 알레르겐에 노출된 경우 비아
토피 개체에서도 알레르겐 특이 IgE항체를 형성할 수 있다. 그러나 아토피가 있는 사람

은 진드기나 꽃가루 같은 일반 정상인에게는 아무런 문제가 없는 흔한 환경 알레르겐에 노출되었을 때, 비아토피성인 사람보다 더 쉽게 IgE항체를 형성한다는 점이다.

(7) 면역 반응

면역학적으로 매개된 조직 손상은 항원과 체액성 항체 간에 상호작용으로 초래되거나 혹은 항원과 림프구(cell-mediated or delayed-type hypersensitivity) 상호작용으로 초래된다. 체액성 항체항원 반응(humoral antibody-antigen reation)에는 세 가지 유형이 있는데 두 유형은 세포 표면에 생기고, 셋째는 세포외액(extra cellular fluid)에 생긴다. 세포 표면상에 생기는 두 반응 중에 하나가 IgE 매개성 제1형 과민 반응(IgE mediated type I hypersensitivity), 즉 즉시형 과민 반응으로서 알레르기 전공의들에게 상당한 흥미를 주는 부분이다.

이 경우 순환 염기구와 조직 비만세포가 혈관 주위에 있게 되어 이들의 수용체와 IgE항체가 결합해서 감작되게 된다. 이어 알레르겐과 세포에 부착된 IgE항체 분자의 상호작용 후 면역조직 손상(immune tissue injury)이 생기는 것이 조기 알레르기 면역 반응 현상이다.

(8) 알레르기 염증세포

여러 종류의 림프구들, 염증세포, 매체생성세포들(lymphoid cells, inflammatory cells, mediator producing cells)에 의해 이차적 반응이 생기게 되는데 이 외에도 platelets와 endothelial cells들이 관여한다. 이런 현상은 피부 반응 검사에서 잘 볼 수 있는데 피부에 알레르겐으로 야기된 즉시형 반응, 즉 알레르기 염증 반응의 조기 반응으로 팽진(wheal과 flare)은 완전히 소멸되지 않고 이어 후기 염증 반응이 생기게 되는데 후기 염증 반응은 6~12시간에 최대 크기가 되며 24~72시간에 소멸된다. 이러한 후기 피부 반응은 조기 반응에서 유리된 화학적 인자들(chemical factors)로 인해 여러 염증세포들(PMN, eosinophils, mononuclear cells)의 집결에 의한 반응이다. 이러한 후기 반응은 피부뿐만 아니라 역시 코와 폐에서도 생긴다.

(9) 알레르기 성향

1) IgA항체처럼 IgE항체도 특히 호흡기와 위장관 점막(mucosal surfaces)의 풍부한 형질세포들(plasma cells)에서 생성된다. IgE 형성은 B 세포나 그 전구물질의 항원자극 분화(antigen-stimulated differentiation) 후 생긴다. 알레르기 질환에서 면역 요법에 사용되는 항원의 화학적 시도가 이 IgE반응을 억제시키는 것이다.

일반적으로 IgE 생성과 특별한 과민성은 면역세포들 중 유전적으로 특별한 Th2세포가 담당한다. 또한 아토피성 기증자(donor)로부터 비아토피성 수령자(recipient)에게 골수를 이식하면 알레르기 성향 혹은 체질(allergic diathesis)이 수령자에게 전파된다.

2) T-cell은 Th2 cell로 분화되어 항원으로 활성화된 후 IL-3, IL-4, IL-5와 granulocyte macrophage colony stimulating factor(GMCSF)와 그 외 다른 많은 cytokines를 생성한다. IL-3와 IL4는 mast cell growth factors이며, IL-5와 GMCSF는 호산구 분화를 촉진시킨다.

T-림프구의 또 다른 아형(subset)인 Th1세포에서는 IL-2, Interferon(IFN)-ɣ, tumor necrosis factor(TNF)-베타의 생성이 특징이며, 이들은 알레르기보다는 세포성 면역 반응에 더 중요한 mediators이거나, 다른 체액성 면역 반응에 더 중요하다. IFN-ɣ는 IL-4에 의한 IgE 생성을 억제시키고 B-세포상에 low-affinity IgE receptors(CD23)의 IL-4 induced expression을 억제한다. 반면 Th2 세포에서 생성되는 IL-10은 IFN-ɣ 생성을 억제시킨다.

3) IgE항체는 비만세포나 호염기구 표면 수용체들에 대해 고정적으로 또는 가역적으로 붙게 된다. 비아토피성 사람에게는 이들 수용체들의 단지 $20 \sim 25\%$가 IgE molecules로 채워지나, 아토피성 사람은 높은 IgE 농도를 보이며 호염구와 비만세포 수용체들 거의 100%가 IgE로 채워진다. 한번 IgE에 binding되면 호염기구와 비만세포는

'sensitized'되고 다음에 재차 특정 알레르겐에 노출되고 세포에 부착된 IgE molecules 가 풍부하면 알레르겐이 IgE molecules에 붙게 되어 IgE 수용체 사이에 상호작용을 하게 된다. 이러한 일련의 생화학 반응은, 즉 methyltransferases의 활성화, phospholipid methylation, Ca^{++} influx, phospholipid diacetylglycerol cycle 등의 단계가 이루어지는 결과로 histamine과 같은 화학 매개물들이 유리된다.

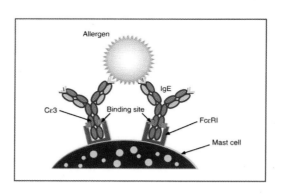

[그림 1-5] 천식에서 비만세포의 IgE 면역 반응

4) 이러한 반응은 광범위하게 가역적이다. 비만세포와 호염기구는 이 반응으로 분해 되지는 않으며 mediators의 효과는 단지 일시적이다. 증가된 IgE가 alternative pathway를 통한 보체계의 후속 요인(late component)으로 고정될 수도 있지만 IgE mediated hypersensitivity 반응에서 보체계의 참여는 보이지 않는다.

즉시형 알레르기 반응 후에 새로이 합성된 화학 mediators는 항원 자극 후 6～8시 간에 비만세포로부터 유리되며 이 후기 반응은 대부분 12～48시간 지속된다.

5) 한편 내피세포들상에 cytokines의 상호작용은 알레르기염증 반응 부위에서 호산구 를 국소에 응집시키고 증폭시킨다. IL-1에 의한 내피세포들의 활성화(activation)와 함께 내피유착 분자(endothelial adhesion molecules)인 E-selectin(endothelial leukocyte adhesion molecules), ICAM-1(intercellular adhesion molecles-1), VCAM-1(vascular cell adhesion molecles-1) 등이 상향조정되고 증가된다. 또한 IL-4에 의한 기도 내피세포의 활성화에서

도 VCAM-1의 상향 조절을 초래한다.

　Selectin의 lectin-binding 부위와 백혈구상에 ligands와의 상호작용은 내피세포들상에 백혈구의 rolling에 원인이 되어 일련의 염증 반응이 증폭된다. 흡입 알레르겐 혹은 식품 알레르겐 감작에 대한 통상적인 검사는 비만세포 표면에서 항원과 IgE항체 사이에 생기는 반응을 이용해서 만든 것이다.

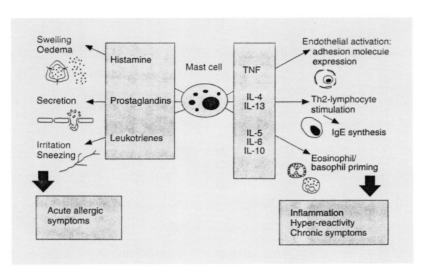

[그림 1-6] 알레르기 반응에서 비만세포의 역할
(Clinical and Experimental Allergy Review, 2:2-7 Vol. No.1 2002 인용)

(10) 알레르기 반응의 분류

1) 제 I 형 알레르기 과민 반응

　화분, 곰팡이, 동물의 비듬, 음식물(pollen, molds, dander, food)의 소량 추출물을 환자 피부에 scratch, puncture, 혹은 intradermal로 투여한다. 만약 검사 항원에 대해 IgE항체가 specific하면 환자의 비만세포에서, 주사된 항원 혹은 알레르겐과 세포에 부착된 IgE가 상호반응하여 histamine 등과 같은 강력한 vasoactive agents를 유리시켜 말초혈관 투과력을 증가시키고 확장시키며, axon reflex를 자극하여 wheal과 flare반응을 야기시킨다.

2) 제II형 알레르기 과민 반응

세포독성 반응(cytotoxic)에서의 항원은 세포 자체에서 생성된 항원이거나 외부에서 체내로 들어와 세포에 결합된 항원일 수 있다. 제2형 과민 반응은 세포 표면에서 항원과 항체 상호 반응과 항원성 요소(antigenic determinants)와 반응하는 IgM 혹은 IgG와의 상호작용으로 일어난다. 이 반응은 IgE와 즉시형 아나필락시스형 반응에 반하여 이 반응은 이차적으로 대부분 보체계를 활성화시켜 세포를 파괴시킨다.

제2형 반응의 임상적인 흔한 예로는 신생아 용혈 반응으로 부적합 적혈구(incompatible red cells) 수혈 후에 볼 수 있다. 예로 수혈 반응의 경우 공혈자의 적혈구, 혈소판, 혹은 면역 글로불린에 표현된 항원이 수혈자의 혈장에 존재하는 IgM 혹은 IgG항체와 반응하여 용혈성 빈혈 등의 면역 반응 증상을 초래하는 경우다.

수혈자의 적혈구 표면에 항원 요소인 동종혈구응집소(isohemagglutinins)는 부적합(incompatible)세포와 반응하여 보체계를 활성화시켜 보체 단백(complement proteins)이 세포를 용해시킨다. 비슷한 면역 손상이 혈소판이나 백혈구도 침범한다.

또한 제2형의 면역병리기전(immunopathologic mechanism, Arthus or immune complex)에는 세포 외 공간 내에 생기는 항원과 체액 항체가 관여하여 항원 항체 복합체(antigen-antibody complex)가 침착되어 조직을 손상시키는 것으로 이런 복합체들이 주로 신체 filtering organs, 즉 신장이나 폐에 침윤되는데 주로 소 혈관벽에 침윤되어 보체 사슬을 활성화시킨다. 이에 따라 생물학적으로 활성화 물질이 유리되면서 화학주성(chemotaxis)으로 백혈구가 모여들게 되며, 이들 백혈구들에 의해 복합체의 식작용과 함께 basic protein과 단백분해 효소(proteolytic enzymes)가 유리되고 조직이 손상된다(예: Goodpasture징후군).

3) 제III형 알레르기 과민 반응

최소량의 항원에 의해서도 반응이 생길 수 있는 제1형 과민 반응과는 달리 항원의 양이 항체에 비해 약간 많아야 한다. 제3형 과민 반응에 작용하는 항체는 주로 IgG항체로서, IgG는 1분자당 항원이 결합할 수 있는 장소가 2개이다. 반면 항원은 분자 표면에 다수의 결합장소를 가지고 있다. 항원과 항체의 양이 비슷하게 균형을 이룬 경우는 항원과 항원 사이에 항체로 연결 다리가 형성되어 격자(lattice) 모양의 면역복합체를 형성하게 된다. 항체 양이 항원에 비해 과다할 경우 단일 항원에 다수의 항체가 결합하고 이 항체는 또다시 다른 항원과 결합하여 매우 큰 격자를 형성하지만 세망내피계(reticuloendothelial system)에 의해서 빨리 제거되므로 보체 활성화를 시킬 수가 없다.

반면 항원이 과다한 경우는 항체에 있는 두 개의 결합 장소에 항원이 모두 결합하여 항체다리로 격자를 만들기 어렵게 되고 따라서 형성된 면역복합체의 크기가 너무 작아서 역시 보체계 활성화시킬 수가 없다. 그러나 항원의 양이 항체보다 약간 많은 상태에서는 비교적 크고 용해성을 가진 면역 복합체가 형성되어 세망내피계에 의해 쉽게 제거되지 않으며, 가장 효과적인 면역 반응을 초래하게 되며 일단 형성된 면역 복합체는 보체사슬을 활성화시켜서, 그 결과 호중구의 이동, 식작용을 유발하고 단백분해 효소 등의 분비로 혈관염을 비롯한 조직에 급성 염증 반응을 일으킨다. 또한 소혈관에 IgG1, IgG2, IgG3와 IgM을 포함한 면역 복합체의 침착(deposition)이 이들 혈관의 투과성을 증가시킨다. 대표적인 임상 질환으로는 혈청병(serum sickness, immune complex pericarditis) 등이 있다.

4) 제IV형 알레르기 과민 반응

세포 면역성(cell mediated) 또는 지연형 과민 반응(delayed type hypersensitivity)은 병리변화가 특별히 감작된 thymus derived T lymphcytes와 항원의 상호작용으로 온다. 전형적인 세포 매개 면역 반응(classic cell-mediated immune reactions)에서 조직 손상에 대한 기본은 완전히 이해되지 않았지만 macrophages나 cytotoxic 세포가 주역할을 하는 것은 명백하다.

접촉성 알레르기(poison ivy, chemical induced contact dermatitis)는 지연형 과민 반응(delayed type hypersensitivity)으로 인해 매개되는 알레르기 질환의 원형이다.

세포 매개성 면역 반응의 임상질환으로는 과민성 폐질환(infiltrative hypersensitivity lung disease), 녹내장, 결핵 반응, 이식거부 반응(graft versus host disease), 갑상선염,

악성빈혈, 제1형 당뇨 등이 포함된다.

(11) 알레르기 반응과 화학 매개물(chemical mediators of allergic reaction)

비만세포는 즉시형 과민 반응의 핵심 역할을 한다. 인체에서 호염기구와 비만세포 사이에는 상당한 이질성이 있는 것으로 보이며, metachromatically 염색한 세포들 중에 형태학적으로, 면역학적으로, 생화학적으로, 그리고 기능적으로 차이점이 있다. 이들 비만세포와 호염기구는 IgE 매개 반응뿐 아니라 다른 염증성 질환 예로 inflammatory bowel disease, rheumatoid arthritis, parasitic infection에도 관여한다.

이들 세포표면에 IgE 수용체와 항원 결합이 원칙적인 결합 요소이지만 항원이 없이도 심지어 항체가 없이도 염증 반응이 이루어질 수 있다. 즉 항원과 세포에 붙는 IgE 관여 없이 자극만으로도 비만세포를 활성화시킬 수 있다. 이러한 자극으로는 보체계(C3a, C5a)의 활성화산물, kinins, neutrophil-derived lysosomal basic protein, lymphokines 등이 포함된다.

일단 비만세포가 활성화되면 serine esterase가 활성화되고, 세포 내의 축적된 에너지가 유용되며, calcium(Ca) influx 혹은 세포 내 Ca의 재동원, microtubles의 polymerization 같은 mast cell cytoskeleton의 변화 등이 mediator 유리중에 생긴다.

세포막 phospholipid 대사의 변화 역시 생기는데 methylation, phospholipase의 활성화의 산물로 세포 과립(granules)들 내에 이미 저장되어 있던 매개물질(preformed mediators)들인 histamine, eosinophil chemotactic factors와 다른 화학주성 물질들이 유리되어 기도 평활근과 혈관의 내피세포에 즉시 작용한다. 이들 저장되어 있던 매개물(preformed mediator)의 또 다른 물질인 heparin, arylsufatase B, trypsin이나 chymotrypsin 같은 효소 등 염증 요인을 가진 과립으로 즉시형과 지연형의 반응에 모두 관여한다.

탈과립의 후속으로 비만세포막으로부터 lipoxygenase pathway에 의한 arachidonic acid의 대사는 5-hydroxyeicosatetranoic acid와 leukotrienes B4, C4, D4, E4를 생성시킨다. 다른 한편 cyclo-oxygenase pathway에 의한 arachidonic acid의 대사는 여러

prostaglandins과 thromboxanes을 생성한다.

cyclic adenosine monophosphate(cAMP)의 세포 내 증가는 비만세포로부터 mediators 유리를 억제시키며 베타 항진제는 cAMP를 증가시킨다.

(12) 비만세포에서 유리되지 않는 즉시형 과민 반응에 관여하는 인자

MBP(major basic protein)는 호산구에서 유리되며, 호염기구로부터 히스타민 유리를 자극하고 기도 상피세포를 손상시킨다. 역시 호산구에서 유리된 neurotoxin과 ECP(eosinophilic cationic protein)가 기도 조직을 손상시킨다.

Kinins는 염증 과정을 증폭시키는 또 다른 단백으로 그 작용은 화학주성, 혈관 투과성 증가, 평활근의 수축 작용 등이 있다.

Platelet-activating factor(PAF)는 phospholipid로 platelets와 monocytes, macrophages, neutrophils 특히 호산구에서 생성되며 혈관 투과성을 증가시키는 인자이다.

(13) 알레르기 질환이란?

알레르기 질환은 골치 아픈 증상 보따리가 아니다. 신체 면역계의 과반응으로 생긴 전신적인 질환의 하나이다. 면역계는 신체 내로 유입된 해로운 감염과 각종 이종 물질과 싸우고 신체 균형을 유지하고, 건강을 보전하기 위해 끊임없이 활동하고 있다. 면역계의 주 기전은 이물질을 인식하고 그것과 반응하게 된다. 불행하게도 면역계가 때로는 일반인에게는 해롭지 않은 물질, 즉 꽃가루, 진드기류, 비듬, 음식 단백질 등에 대해서 지나치게 과반응하게 됨으로써 초래되는 반응이 알레르기 질환을 유발하는 것이다. 알레르기 질환은 일반적으로 전 인구의 약 20%가 앓고 있으며, 가장 흔한 알레르기 질환으로는 다음과 같은 것이 있다.

① 알레르기 비염(allergic rhinitis or hay fever)
② 알레르기 결막염(allergic conjunctivitis)
③ 천식(asthma)

④ 아토피 피부염(atopic dermatitis, or eczema)

⑤ 두드러기(urticaria or hives)

⑥ 음식이나 고무 알레르기(food & latex allergy)

⑦ 부비동염과 중이염(sinusitis and otitis media or ear infection) 등이다.

부비동염과 중이염은 흔히 알레르기 비염과 연관되어 생긴다. 알레르기가 있는 사람은 면역 글로불린 E항체(IgE)가 증가 되는데 IgE의 각 타입은 알레르겐 하나하나에 대해서 특이적(specific)이다.

참고문헌

1. Behrman RE, Kliegman RM, Jenson HB. Nelson Textbook of pediatrics. 16th ed. Philadelphia:WB Saunders Co. 2000:645-79.
2. 宮本昭正編. ぜんそくがわかる, 日本評論社 1999.
3. Donald YM, Leung, Allergic Immune Response: Bierman CW, Pearlman DS, Shapiro GG, Busse WW, editors. Allergy, Asthma, and Immunology from Infancy to Adulthood 3rd ed, W B Saunders Co 1996:68-78.
4. European community Respiratory Health survey. Variation in the prevalence of respiratory symatoms, Nely-reported asthman, and use of asthman mediated in the European Community Respirotory Health survey: Eur Respir J 1996;9:687-95.
5. Barnes PJ. Molecular mechanisms of corticosteroids in allergic diseases. Allergy. 2001;56:928-36.

Childhood Asthma

제2장

소아 천식의 정의

1. 소아 천식의 정의

소아 천식은 소아기에 가장 흔한 만성 질환의 하나로 학교 결석의 주된 원인이 되며, 또한 소아 입원의 흔한 진단명 중 하나로서 환자 자신의 고통은 물론 가족에도 심한 정신적 경제적 부담을 주는 질환이다.

소아 천식의 정의는 기도의 만성 염증성 질환으로 많은 세포들과 세포 매개물이 관여하여 크고 (직경이 2mm 이상), 작은 (직경이 2mm 이하) 기관지에 광범위하게 침범되며, 여기에 기도 과민성을 동반하고, 다양한 정도의 기관지 수축을 특징으로 하는 질환으로 기도 폐쇄는 치료에 의해서, 혹은 자연히 가역성을 나타내는 질환을 말한다. 그러나 가역적인 기도 폐쇄와 기도 염증 반응 그리고 기도의 과민성이 천식의 특징이지만 최근 연구에 따르면 일부 소아에서는 반복적인 기도 염증에 의한 기저막하 섬유화(basement membrane fibrosis)로 인한 기도 개형(remodling)이 소아 연령에서도 관찰되었으며, 이로 인해 지속적인 폐 기능 저하를 나타내거나 성인 천식으로 이행될 수 있다.

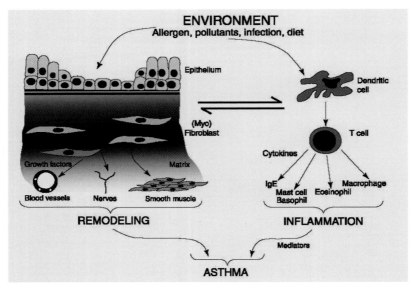

[그림 2-1] 천식의 염증 반응과 기도 개형

또한 소아 천식에는 연령에 따라 나타나는 증상이 다양하며 특히 영아기에 천명성 기관지염(wheezy bronchitis), 바이러스성 기관지염(virus-associated wheezing), 아토피성 천식(atopy related asthma)을 모두 포함해 천식 복합체(asthma complex)로 볼 수 있으며, 일반적으로 임상에서 이들 모두를 소아 천식으로 명명한다.

2. 소아 천식의 병태생리

기도 폐쇄 현상은 기관지 평활근의 수축, 점액의 과다분비, 기도 염증으로 인한 기도 점막의 부종, 염증세포들의 침윤, 기도 상피세포와 염증세포의 탈락과 그리고 염증 매개체를 통한 신경섬유의 노출 등에 의한 기도 과민성의 증가로 초래된다.

● 이러한 현상에는 알레르기성으로 혹은 비알레르기성 자극이 기도 수축과 기관지 염증 반응을 시작하고 증폭시킨다.

흔한 원인과 자극물에는 흡입 항원(집먼지 진드기, 꽃가루, 곰팡이, 바퀴벌레, 고양이와 개의 비듬 등), 바이러스 호흡기 감염, 흡연, 대기오염, 음식 단백, 강한 냄새, 약물, 찬 공기, 운동 등이 있다.

● 소아 천식은 흔히 아토피를 동반하는데, 아토피는 집먼지 진드기, 동물 단백, 꽃가루, 곰팡이 같은 환경 알레르겐에 대한 IgE를 비정상적으로 과다하게 생성하는 체질로서 알레르기 면역 반응을 일으키는 현상이다. 개발된 국가에서 아토피 현상이 30~50%를 나타낸다. 그러나 빈번히 아토피 질환 없이도 IgE의 증가를 볼 수 있다.

아토피는 천식의 위험 요인 중 하나이며, 기관지 천식 외에 다른 장기에, 즉 비염으로, 아토피성 결막염, 습진(아토피 피부염), 음식 알레르기 등으로도 표현된다.

● 천식 환자의 초기 증상은 대부분 6세 전에 나타난다. 그러나 감작은 태중에서 시작되기도 한다. 또한 알레르기 감작의 시작과 천명 등 염증 현상 발현에는 생후 초기 1~2세 때에 생긴 흡연 노출, 바이러스 호흡기 감염(특히 RSV), 음식, 항생제 사용, 집먼지 진드기 감작 등에 영향을 받는다.

이러한 감작, 증상발현 과정은 cytokines 생성의 불균형으로 초래되며, 또한 이러한 불균형이 천식의 악화와 회복에 중요한 역할을 한다.

3. 천식기도의 병리 소견

최근 소아 연령에서도 굴곡성 기관지 내시경(fibroptic bronchoscopy)을 이용하기도 하지만 아직까지는 확실한 천식의 병리 소견을 천식으로 사망한 사체에서 얻은 표본에 의한 것인데 이때 천식 폐는 심하게 팽창되어 있고, 크고 작은 기도에 점액, 혈장 단백, 염증세포, 세포 잔설 등이 혼합된 프러그가 꽉 차 있어 마치 물에 빠져 사망한 폐와 유사하다.

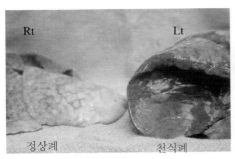

[그림 2-2] 그림의 우측: 정상폐(부검)의 육안 소견, 좌측: 천식으로 과팽창된 폐로 예리한 margin을 보이는 소견

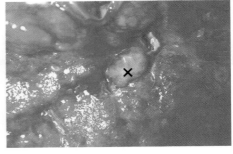

[그림 2-3] 천식 폐의 부종과 기관지 내 점액의 부검 육안 소견

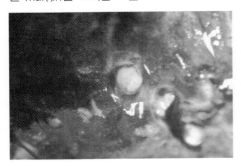

[그림 2-4] 기관지 내 가득 차 있는 mucus plug의 육안 소견

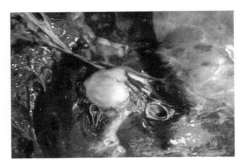

[그림 2-5] 폐혈관과 기관지에 가득 찬 mucus plug, 부검 육안 소견

그림에서 볼 수 있듯이 천식으로 사망한 환자의 부검 육안 소견에서 천식 폐는 과팽 창되어 예리한 margin을 보이고 기관지에 꽉 차 있는 가래, 즉 mucus plug는 폐를 조금만 눌러도 치약처럼 올라옴을 볼 수 있다.[그림 2-2, 2-3, 2-4, 2-5, 2-6]

현미경적 소견으로는 vasodilatation, microvascular leakage와 epithelial disruption 을 보이고 여기에 lymphocytes, eosinophils가 기도 내강과 기도 벽에 광범위하게 침 윤되어 있다.[그림 2-7]

다음 그림에서 기관지 평활근의 비후(hypertrophy), 세포 침윤 혈관의 확장을 볼 수 있다.[그림 2-8, 2-9]

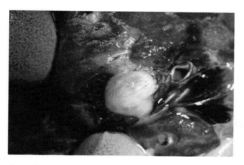

[그림 2-6] 폐혈관과 기관지 내 가래의 부검 육안 소견

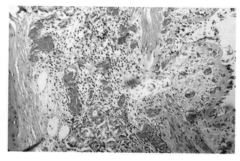

[그림 2-7] 천식 기관지 평활근의 비후와 기 도 내 점액침윤의 현미경 소견

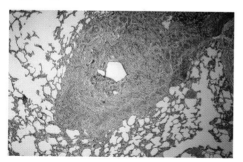

[그림 2-8] 비후된 기도 평활근과 기도 내 분 비물의 현미경 소견

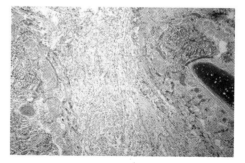

[그림 2-9] 천식의 각종 염증세포 침윤과 혈 관 확장의 현미경 소견

굴곡 기관지 내시경으로 얻은 기관지세척액에서 기도 점막 염증 반응의 특징적인 소

견은 천식의 모든 형에서 비만세포와 호산구가 이들 염증 반응에 키(key) 역할 세포로 작용하며 이들 세포에서 이미 내재해 있던(preformed), 그리고 새로이 형성된 매개체 (newly formed mediators)를 광범위하게 유리하여 신경 기전(neural mechanism)을 통해 직접·간접으로 기도에 작용함이 밝혀졌다.

- 또한 면역학적, 그리고 분자생물학적(molecular biological)으로 림프구 특히 2형 T조력 세포(Th2)가 다양한 기능의 cytokines를 유리해서 기도 염증 반응에 오케스트라 지휘 역할을 하는 중요한 세포이다. 그 외에 fibroblast, endothelial cell, epithelial cells 등 기도 구성세포에서 유리된 cytokines generation이 염증 반응을 지속 유지시키는 데 중요하다. 그러나 가래 내에 염증세포의 수와 체액 중 매개체들이 기도 염증 반응에 중요하지만 아직 상용으로 이를 직접 측정할 방법이 없다.

- 또한 기도 평활근의 증식(hyperplasia)과 비후(hyperthropy), 배상세포(goblet cell) 수의 증가, submucous glands의 증대, 기도 결합 조직(connective tissue)의 개형 (remodeling) 등이 이 질환의 중요한 요소이다.

- 이러한 일련의 염증 변화에 반응하는 여러 매개체들이 중요한데 cytokines, chemokines, growth factors가 특히 중요하며 이들은 mast cells, lymphocytes, eosinophils, basophils, epithelial cells, smooth muscle cells에서 광범위하게 생성된다. chemokines는 기도로 염증세포를 긁어 모으는 데 중요한 역할을 한다.

감작된 비만세포에 부착된 IgE에 알레르겐이 노출되어 결합되거나, 비특이적인 자극에 노출된 후 극소 점막 비만세포에서 기존 매체(preformed mediators)가 유리되고, 활성화된 비만세포막 대사로 새로운 매체(newly formed mediators)가 유리된다.

- 기존 매체인 histamine, chemotatic factor; ECF(eosinophil chemotactic factor), NCF(neutrophil chemotactic factor), 그리고 platelet activating factors(PAF)의 유리로 기관지 수축과 점막의 부종 등의 면역 반응이 생기게 되는데 이러한 조기 면역 반응으로 초래된 기관지 수축은 베타2-수용체 항진제로 치료되고, 비만세포 안전성 약제 (stabilizing agents)인 cromolyn, 혹은 nedocromil로 예방될 수 있다.

- 6~8시간 후에 생기는 후기 반응은 활성화된 세포막으로부터 5-lipoxygenase pathway 과정에서 arachidonic산으로부터 유리되는 leukotriens C4, D4, E4, 그리고

호산구의 증가와 침윤, 또한 호중구 침윤(neutrophilic infiltration)이 함께 오는 기도의 과민성이 지속되는 상태로서 스테로이드에 의해서 치료되고 cromolyn과 nedocromil로 예방될 수 있다.

- 호기시에 정상적으로 intrathoracic airways가 좁아지기 때문에 기도 폐쇄는 대부분 호기중에 심해진다.
- 기도 폐쇄가 광범위하고 전체적으로 폐를 통해 일정하지는 않지만 segmental 또는 subsegmental atelectasis가 생길 수 있고 ventilation과 perfusion의 mismatching이 악화될 수 있다.

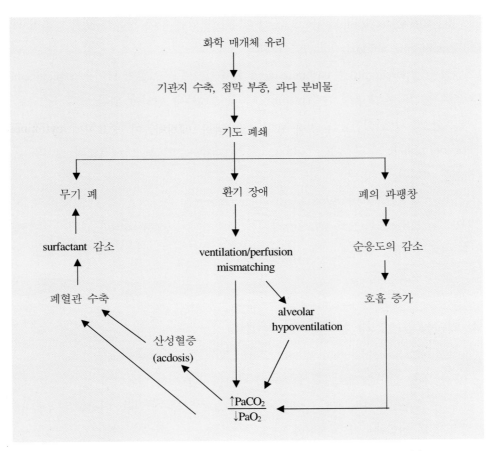

[그림 2-10] 천식의 병태생리(Nelson Textbook of pediatrics p.665 인용)

- 폐의 과팽창과 흉 내압의 증가는 venous return을 방해하고 심장 박출량(cardiac output)을 감소시켜 기이맥(pulsus paradoxus)을 나타낼 수도 있다.

ventilation, perfusion의 mismatching, alveolar hypoventilation, 호흡운동의 증가는 혈액 가스 분포에 변화를 초래한다.

- 과호흡(hyperventilation)은 초기에는 혈액 내에 높아진 CO_2를 어느 정도 조정하지만 점차 잘 환기되지 않는 부위를 확산시키게 된다. 그러나 이때 oxyhemoglobulin saturation과 O_2의 partial pressure를 증가시킬 수 있는 환자의 능력이 없기 때문에 실내 공기 호흡으로는 저산소혈증(hypoxemia)을 보상시킬 수 없다. 기도 폐쇄가 더 진행되면 더욱 alveolar hypoventilation이 되고 고탄산증(hypercapnia)이 급속히 생길 수 있다.

- 저산소증은 lactic acid가 CO_2와 H_2O로 전환되는 것에 장애가 오며 따라서 대사성산증(metabolic acidosis)의 원인이 된다.

고탄산증(hypercapnia)은 carbonic acid를 증가시키고 이것이 H이온과 bicarbonate 이온으로 분리되어 호흡성 산증(respiratory acidosis)의 원인이 된다.

- 저산소증과 산성혈증은 pulmonary vasoconstriction의 원인이 될 수 있다. 그러나 cor pulmonale는 지속되는 pulmonary hypertension으로 초래되는데 천식의 흔한 합병증은 아니다.

저산소증과 혈관 수축은 type 11 alveolar cells들을 손상시킬 수 있으며, 폐포를 정상적으로 stabilize시키는 surfactant 생성이 감소된다. 그래서 이러한 과정이 무기폐가 될 수 있게 한다.

4. 외인성(알레르기) 천식과 내인성 천식

소아 천식은 흔히 알레르기와 연관되어 나타나지만 특히 영유아의 대부분에서 그리고 간혹 큰 소아들에서도 원인 항원을 찾을 수 없는 경우가 있다. 이러한 경우를 내인성 천식 혹은 비알레르기 천식이라 한다.

(1) 외인성 천식(알레르기 천식)

한편 원인 알레르겐을 증명하여 알레르기 면역기전을 피부 반응이나 혈청 알레르기 항체 검사로 확인할 수 있을 때 외인성 천식 혹은 알레르기 천식이라 한다. 그러나 이때 피부 혹은 혈청 검사상에서 양성 반응을 보인다고 모두 알레르기 질환을 앓고 있는 것은 아니다. 건강인 상당수도 증상 없이 항체 반응에 양성 반응을 나타낼 수 있다.

(2) 내인성 천식(Intrinsic Asthma)

어린 영유아에서 흔히 피부 반응 검사나 혈청 검사로 원인 항원을 증명할 수 없는 경우를 본다. 즉 영유아 천식 증상은 면역기전으로 설명할 수 없는데 이는 아직 면역 반응이 나타나기에 미숙한 상태로 설명되고 있다. 그러나 한 가설에 의하면 내인성 천식은 자가면역(autoimmunity), 또는 autoallergy이며, 감염원에 의해 유발되는 특징이 있는 것으로 보고 있다. 다른 한편 내인성 천식인 환자는 아직 확인되지 않은, 즉 감지할 수 없는 알레르겐에 대해 감작되어 있는 경우로도 볼 수 있다. 내인성 천식이 알레르기 천식에 비해 좀 다른 임상적 측면을 보일 수도 있지만, 내인성 천식 환자 기도 생검에서도 알레르기 천식환자에서와 똑같은 염증세포를 동반한 cytokines profile을 보인다. 따라서 외인성 천식과 내인성 천식을 분류하는 것은 지극히 인위적이라 할 수 있다.

참고문헌

1. Behrman, Kliegman, Jenson. Nelson Textbook of pediatrics. 16th ed. Philadelphia:WB Saunders Co. 2000:645-79.
2. Warner JO, Marguet C, Rao R, Roche WR, Pohunek P. Inflammatory mechanisms in childhood asthma.
   Clin Exp Allergy 1998 Nov;28 Suppl 5:71-5;discussion 90-1.
3. Global strategy for asthma management and prevention. GINA, 2002.

Childhood Asthma

제3장

증가하는 소아 천식

지난 25년간 기관지 천식, 알레르기 비염과 결막염, 그리고 아토피 피부염 등의 알레르기 질환들이 지속적으로 증가되어 왔으며 특히, 요즘 도시 중심으로 천식이 증가하고 있고 특히 소아에게 현저하다.

소아 천식 빈도는 지난 20년간 많은 공업화 국가들에서 약 3~4배 증가했다. 이러한 알레르기 질환의 증가는 생활 스타일의 서구화와 관련되어 있으며 또한 사회 경제적 수준과도 관계 있어 가난한 환경보다는 여유 있는 환경에서 더 흔하고, 시골보다는 도시에서, 동유럽보다 서유럽에서 더 흔하다.

1. 한국 소아 천식의 유병률

우리나라 소아 천식의 통계를 보면 외래 환자 대상으로 조사한 소아 천식 유병률이 1964년 3.4%에서 1983년 5.7%, 그리고 1988년과 1990년 초등학교 아동을 대상으로 실시한 설문조사에서 13.8%와 10.1%를 보였다.

1995년 세계적 유병률 조사인 ISAAC(International Study of Asthma and Allergies in Childhood) protocol로 초·중생 대상으로 실시한 조사에서 15.0%로 소아 천식의 급속한 증가를 보이고 있어 앞으로 20여 년 후 2020년경에는 어떠한 방향으로 갈지 상당히 우려된다.

1988년에 저자와 함께 Dr. 김, Dr. 신이 서울 지역과 경기도 지역 초등학생을 대상으로 설문 조사를 실시하여 학회에 발표했을 때 알레르기 질환 유병률이 너무 높게 나타났다는 지적을 받고, 1990년 다시 같은 조사를 시행하여 보고하였던 기억이 생생하다.

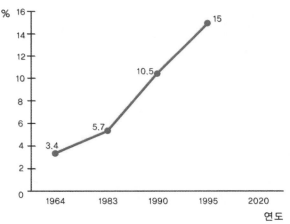

[그림 3-1] 한국 소아 천식의 유병률

2. 알레르기 질환별 빈도

그 후 1995년 및 2000년 ISAAC protocol에 의해 한국 소아알레르기 및 호흡기 학회에서 조사한 바와 비교해 보면 1988, 1990년 저자의 역학조사에서는 천식 및 천식성 기관지염이 13.8%와 10.1%, 알레르기 비염은 6.8%와 10.2%, 알레르기 결막염은 3.1%와 7.5%, 아토피 피부염과 영아습진은 15.4%였고 1990년 아토피 피부염만 조사에서는 2.4%였다. 1995년 초·중생을 대상으로 실시한 ISAAC조사에서는 일생 동안 천식 진단을 받은 적이 있는가로 조사한 천식의 유병률은 7.7%, 알레르기 비염은 15.5%, 알레르기 결막염은 10.4%, 아토피 피부염은 초등학생 중 10%였으며, 2000년에 시행한 조사에서 일생 동안 천식의 유병률은 9.1%, 알레르기 비염은 20.4%, 알레르기 결막염은 13.2%, 아토피 피부염은 24.9%였다. 상위 조사 모두 설문조사로 이루어진 역학조사여서 설문 문항에 따른 오차가 있을 수 있고, 또한 조사 대상 연령군이 동일한 연령군이 아니라는 점으로 빈도의 정확성을 기할 수 없으며, 특히 아토피 피부염에서 많은 차이를 보이는 점은 1990년대만 해도 아토피 피부염에 대한 인식이 부족했던 점이 있었을 것으로 사료된다.[그림 3-2]

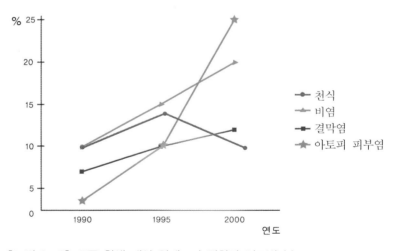

[그림 3-2] 초등 학생 대상 알레르기 질환의 연도별 분포

3. 소아 천식의 연령 분포

1999년 저자가 시행한 호흡기 질환의 연령별 분포에 따른 조사에 의하면 소아 천식의 연령 분포에서 3세 미만 연령군이 전 천식 소아의 약 반수(46%)를 차지하고 있었다.[그림 3-3]

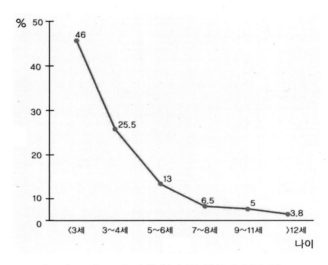

[그림 3-3] 소아 외래 환자 중 천식의 연령 분포

4. 소아 호흡기 질환의 분포

소아과 임상에서 매일 진료하고 있는 호흡기 증상을 호소하는 소아 환자의 분포는 실제 대단히 많으며 또한 점차 증가하고 있음을 확인할 수 있다. 1999년 소아과 임상에서 진료하는 환자들 중에 호흡기 증상 환아가 얼마나 되는지 진단명으로 조사한 결과를 보면 외래 소아 환자를 100%로 보았을 때 이들 중 약 60~70%가 호흡기 환자의 분포를 보인다. 호흡기 환자는 [그림 3-4]와 [그림 3-5]같이 외래 환자 중에 약 70%로 상당히 높았으며, 입원 환자 중에서도 약 30~40%가 호흡기 질환이 차지하고 있다.

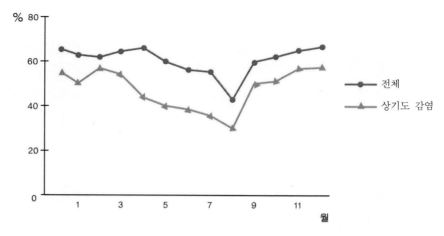

[그림 3-4] 1차 진료기관에서의 연간 외래 호흡 질환의 분포
(총 외래 환자를 100%로 보았을 때)

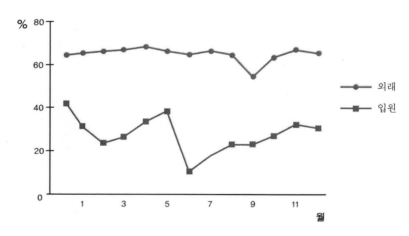

[그림 3-5] 2차 진료기관에서 연간 호흡기 질환의 분포

1999년 우리나라 소아 천식에 관한 조사를 보면 전체 외래 호흡기 질환 환자의 약 23~33.8%가 천식이었으며 천식 소아의 연령분포에서는 3세 이하가 46%, 3~4세 25.5%, 5~6세가 13%, 7~8세 6.5%, 9~11세가 5%, 12세 이상이 3.8%로 나타나 우리나라 소아 천식 환자의 약 반수 정도(46%)가 3세 이하에서 나타나고 있었다. 남녀

분포에서는 모든 연령에서 남아의 비율이 높았다.

상기 조사가 소수 병·의원을 대상으로 실시한 조사라 문제점이 있으나 소아 호흡기 질환과 천식 분포를 대략 알 수 있다.

그럼에도 불구하고 일반적으로 임상에서 천식에 대한 단기적 혹은, 장기적 경과와 예후에 대한 관심은 부족한 상태이다.

소아기의 천식 발병은 장기적으로 볼 때 일생 동안의 문제를 안고 사는 원인이 될 뿐 아니라 소아 천식으로 인한 환자 가정의 경제적 부담이 크고, 국가 보건의료비 소모도 막대해 이에 대한 관심도 집중되어야 한다.

5. 소아 천식의 발병

천식은 어느 연령에서나 발병할 수 있으며 천식 환자의 약 30%가 1세 때 증상이 있고, 천식 소아의 80~90%가 4~5세 전에 첫 증상이 있다. 임상에서 소아 천식은 중증도와 질환 경과를 예견하기 어렵고, 실제 소아 기관지 천식 진단을 결정하는 명확한 임상 검사치 및 검사 방법이 부족하여 소아 천식의 진단은 어린 연령일수록 임상 증상과 청진 소견에 의존할 수밖에 없다.

역학조사는 설문지 응답으로 시행하는 경우가 대부분이다. 역학조사시에는 2년간에 2회 이상의 발작(숨이 가쁜 증상, 기도 협착 등의 호흡 곤란, 또는 호흡 곤란은 없으나 뚜렷한 천명이 있는 경우)을 기관지 천식으로, 지난 2년 이내에 증상이 있었던 경우를 현증(present illness)으로 보며, 그 이전에 있었던 병력을 과거력으로 분류하는 것이 통례다. 따라서 천식 역학조사 역시 명확한 평가 기준하에 실시해야 할 것이다.

6. 소아 천식 및 알레르기 질환이 증가하는 이유

소아 천식의 증가 이유 역시 다양한데 대체적으로 생활 스타일의 서구화로 지적되고 있으며 확실히 아토피 질환은 사회경제적 수준과도 관련되어 있는데 경제적 수준이 낮은 군에 비해 경제적 수준이 높은 군에서 더 흔하며, 시골에서보다는 도시에서 더 많고 동양보다는 서양에서 더 흔하다.

알레르기 질환 증가 원인에 대해 첫째, 알레르기 감작(allergic sensitization)과 둘째, 알레르기 증상의 발현 두 가지 현상으로 볼 수 있는데 근본적인 대책은 알레르기 감작에 대한 방어가 중요하다. 이미 감작되어 있다면 언제든 알레르기 증상을 나타낼 수 있기 때문이다. 알레르기 증상의 발현은 알레르기 감작을 일으키는 강력한 요인이 있거나, 아니면 알레르기에 대한 방어능력이 없어진 상태에 나타난다.

7. 알레르기 질환의 발병기전

알레르기 질환 발병은 T-cell의 여러 type에 불균형으로 오며 그 결과 IgE 생성이 증가되면서 시작된다.

T-세포 중 human T helper(Th)1 세포는 IFN-γ cytokine을 생성하는 것이 특징이며 Th2 세포는 특히 IL-4, IL-5, IL-13과 다른 cytokines를 생성한다. 이러한 양자설에 절대적인 의미는 없으며, 다른 세포형에서도 상기 열거한 cytokines를 유리한다.

아토피 질환은 이들 cytokines의 불균형이 특징으로 Th2 cytokine이 Th1 cytokine에 비해 비정상적으로 높다. 면역 상태가 태내에서 Th2 phenotype로 기울어져서 알레르기 감작이 이미 태내에서부터 생기는 것으로 본다. 따라서 알레르기 유발은 생후 첫 수개월이 결정적으로 중요하며 Th1과 Th2 cytokine 불균형은 소아 초기에 생기고 지속되는 경향이 있다.

다음은 ISSAC protocol에 의한 세계적 천식 유병률이다.

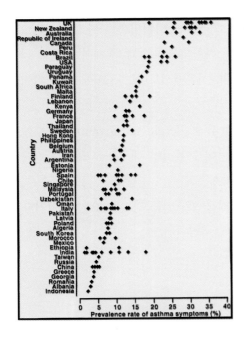

[그림 3-6] world wide variation
in prevalence of Asthma Symptoms.
International Study of Asthma and Allergies in
Chidren(ISSAC)
(ISSAC 보고에서 인용)

참고문헌

1. Behrman, Kliegman, Jenson. Nelson Textbook of pediatrics. 16th ed. Philadelphia:WB Saunders Co. 2000:645-79.

2. 김승환 · 김승주 · 박현수 · 이정훈 · 윤혜선, 국민학교 저학년을 대상으로 한 알레르기 질환 의 분포에 관한 고찰. 소아과 1988;31:1290-1300.

3. 신태순 · 이금자 · 윤혜선. 국민학교 아동에서의 알레르기 질환에 관한 조사. 알레르기 1990;10:201-212.

4. Behrman, Kliegman, Jenson. Nelson Textbook of pediatrics. 16th ed. Philadelphia:WB Saunders Co. 2000:645-79.

5. 윤혜선. 호흡기 질환의 분포와 천식의 근황. 소아알레르기 및 호흡기 1999;9:351-9.

6. 대한 소아알레르기 및 호흡기학회 역학조사위원회. 한국 어린이-청소년의 알레르기 질환

에 관한 전국적인 역학조사. 소아알레르기 및 호흡기 2002;12:S49-60.

7. Global strategy for asthma management and prevention, GINA, 2002.

8. Worldwide variation in prevalence of symptoms of asthma, allergic rhinoconjunctivitis, and atopic eczema: ISAAC. The International Study of Asthma and Allergies in Childhood(ISAAC) Steering Committee. Lancet 1998;351:1225-32.

9. 宮本昭正編. ぜんそくがわかる, 日本評論社 1999.

제4장

소아 천식의 위험 요인

1. 천식 유발의 유전적 요인(genetic predisposition to the development of asthma)

임상에서 형제 중에 천식이 없는 경우에 비해 형제 중에 천식이 있는 경우에 천식의 빈도가 높다. 또한 쌍생아에 관한 여러 연구에서 이란성 쌍생아에 비해 일란성 쌍생아에서 모두 천식 유병률이 더 높다는 것은 유전적 요인이 관련되어 있음을 강하게 시사한다.

또한 다른 여러 연구 결과에서 천식의 병태생리에 다양한 유전자가 관련되어 있으며 이들 관련된 염색체 부위가 밝혀졌다.

(1) 면역 반응의 유전적 조절(Genetic control of the immune response)

human leukocyte antigen(HLA) complex에 있는 유전자가 한 개인에서 흔한 흡입 항원에 대한 면역 반응의 특성을 나타낸다. 이 HLA gene complex는 염색체 6p에 자리해 있고, Class1, Class11, Class111 유전자와 그 외 TNF－알파 유전자로 구성되어 있다. 또한 특정 알레르겐에 대한 IgE 반응과 HLA Class11 그리고 T cell receptor(TCR) 사이에 서로 연관성이 있음이 밝혀졌다.

(2) Proinflammatory cytokines의 유전적 조절

아토피와 천식 유발에 중요한 몇몇 유전자들이 염색체 11, 12, 13번 내에 있다. 11번 염색체에 allergic phenotype markers가 있음이 확인되었고, 12번 염색체에는 interferon-γ와 mast cell growth factor, insulin-like growth factor 등의 유전자들이 있다.

염색체 5q에는 몇 개의 유전자들이 있는데 아토피와 천식의 염증 반응 유발과 진행에 중요한 유전자들이다. 즉 cytokines interleukin(IL) IL-3, IL-4, IL-5, IL-9, IL-12 (베타－chain), IL-13과 GMCS-F(granulocyte-macrophage colony-stimulating-factor)를 encoding한 유전자들을 포함하고 있다. 특히 이를 유전적 소인과 관련된 IL-4는 B세포에서 IgE 생성 작용을 하여 Th2세포들의 분화를 도와주며 아토피 면역 반응에 필수적인 역할을 한다.

　최근까지 단일 아토피 유전자를 찾아낸 것은 아니나, 아토피는 상염색체 우성 유전방식에 의해 유전된다고 보며 아토피가 어떤 사람의 백혈구 항원(**HLA**) histocompatability types과 연계되어 있음이 알려졌고, 여러 염색체에 산재되어 있음이 알려졌다(11번, 14번, 5번).

〈 표 4-1 〉 천식의 강력한 위험 요인

개인적 요인	
· 유전적 소인 · 아토피 · 기도 과민성 · 성별과 인종	
환경적 요인	
감작 요인	천식 악화 요인
실내 알레르겐 　· 집먼지 진드기 　· 동물 알레르겐 　· 바퀴 알레르겐 　· 진균 알레르겐 **실외 알레르겐** 　· 화분 　· 진균 알레르기 　· 직·간접 흡연 　· 대기오염 **기타** 　· 호흡기 감염 　· 기생충 감염 　· 가족 수 　· 사회경제적 수준 　· 음식과 약물 　· 비만	· 실내·실외 알레르겐 · 대기오염 · 호흡기 감염 · 운동과 과호흡 · 기후 변화 · 음식과 첨가물 · 약물 · 스트레스 · 직·간접흡연 · 강한 냄새(페인트, 스프레이 등) · **sulfur dioxide**

2. 아토피(Atopy)

(1) 아토피는 환경 알레르겐과의 접촉으로 IgE항체가 비정상적으로 높아진 상태를 말하며, 표준화된 알레르겐 시약으로 피부 반응 검사를하여 양성 반응을 나타내거나, 혈청 내에 총 혹은 특이 IgE항체 양성 반응을 보이는 것으로 정의한다.

아토피의 출현은 개인적 특성(host factor)이 중요하며, 천식 환자의 약 50%가 아토피와 관련되어 있다.

알레르기 감작과 천식 사이의 관계는 연령에 따라 다른데, 천식 소아 대부분이 첫 3세 내에 흡입 알레르겐에 감작되며, 대부분 그 후에 전형적인 알레르기 천식이 유발됨을 볼 수 있다. 반면 8∼10세 후에 감작된 소아에서도 천식의 유발이 있으나 감작되지 않은 소아보다 더 높지는 않다.

(2) 아토피 질환은 가족적인 경향이 있다. 천식 없이 아토피만 있는 상태는 그 인척 중에 천식의 위험 영향이 적은 편이나 천식이 있으면서 아토피가 있는 가족에서는 천식이 유발되기가 더 쉽다.

비록 천식과 아토피가 독자적으로 유전되지만 한 개인에게 있어서 천식과 아토피 혹은 습진과 같은 아토피 증상은 환자의 가족 중에 천식의 위험을 증가시킨다.

(3) 한편 천식 외에 알레르기 비염이나 아토피 피부염의 가족력은 그 자녀 중에 천식의 위험과는 관련 없다는 보고가 있다. 알레르기 비염이나 아토피 피부염이 없고 가까운 친척 중에 천식이 있으면 천식이 증가될 위험이 있음을 강력히 시사한다. 즉 천식 유발을 조절하는 데는 다른 아토피 질환과는 별개의 유전적 요인이 있는 것으로 본다. 따라서 가족 중 천식이 있는 경우 천식 소아가 될 위험은 더 증가한다. 이와 비슷하게 기도 과민성과 아토피가 양친에게 있으면 그 자녀의 천식 빈도는 높다.

3. 기도 과민성(airway hyperresponsiveness)

(1) 기도 과민성은 각종 자극으로 쉽게 그리고 자주 기도 협착 증세가 나타나는 반응으로 천식의 위험 요인이다. 이러한 현상은 혈청 IgE치와 그리고 기도 염증 반응과도 밀접한 관련이 있다.

기도 과민성을 주관하는 유전자는 염색체 5q에 자리하며, 혈청 IgE를 조절하는 major locus와 인접해 있다.

(2) 히스타민에 대한 무증상인 기도 과민성 역시 천식의 위험 요인이다. 그러나 아직까지는 기도 과민성 유발이 천식 증상 유발에 앞서는 것인지 동시에 생기는 현상인지 명확하지 않다. 그러나 무증상 기도 과민성이 기도 염증 반응과 기도 개형(remodeling)을 역시 동반한다는 사실은 기도 과민성이 천식 증상 발현에 앞서 있음을 의미한다.

4. 소아 천식과 성별

소아 천식은 여아보다 남아에서 더 흔하다.

소아기 남아에게 위험이 증가됨은 보다 좁은 기도, 그리고 증가된 기도의 tone과 남아에서 더 높은 IgE 등의 가능성이 제시되고 있으며, 남아에서 각종 자극에 대한 반응 증가로 기류제한(airflow limitation)이 더욱 증가된다. 10세 이후에는 남녀 차이가 같아지는데 그 이유는 사춘기에는 여아보다 남아에서 흉곽 사이즈가 더 커지기 때문이다.

5. 소아 천식 유발의 환경적 요인

(1) 실내 알레르겐(indoor allergen)

집먼지 진드기, 동물 알레르겐, 바퀴벌레, 곰팡이 등 오늘날 개발된 국가에서는 실내 알레르겐이 더 증가되는데 이는 에너지 효과(energy efficiency)와 카펫, 난방, 냉방, 습도(humidified) 등이 집먼지 진드기와 바퀴벌레 그리고 다른 벌레들과 곰팡이 및 세균이 증식하기에 적합한 주거 환경을 제공하고 있기 때문이다.

1) 집먼지 진드기

진드기 알레르겐이 기도 점막을 투과하기에는 너무 큰 입자이지만 집먼지 진드기가 세계적으로 천식을 동반하는 가장 흔한 실내 알레르겐이다. 그러나 앞서 기술된 것처럼 생후 초기에 알레르겐 노출이 알레르기 감작 유발에는 위험 요인이 되지만 천식 발병 원인은 아니다.

● 집먼지에는 여러 개의 organic 혹은 inorganic compounds로 구성되어 있다.

섬유들(fibers), 곰팡이 포자, 화분, 곤충류, 벌레 배설물(똥), 포유동물의 비듬, 진드기와 진드기 배설물들이 포함되어 있다.

집먼지 진드기 알레르겐은 진드기 몸 여러 부위에 있는데 분비물(secreta), 배설물(excreta)이 알레르겐의 주 원인이다. 집먼지 진드기 종류에는 Dermatophagoides(D.) pteronyssinus, D.farinae, D.microceras, Euroglyphus mainei가 90%를 차지한다.

진드기는 사람과 동물의 비듬을 먹고 산다. 진드기는 주로 마루, 카펫 속, 매트리스, 소파에 기생하며 실내 온도 22~26℃, 습도 55% 이상에서 잘 자란다. D. pteronyssinus(D.p)는 습한 기후에서 주로 잘 자란다(주로 북 유럽, 브라질, 태평양 북서쪽 지역에서 잘 서식한다). D.farinae는 건조한 기후에서 더 잘 자라는데 우리나라에 가장 흔한 진드기 종류로 긴 겨울에 흔하다.

진드기 알레르겐은 proteolytic activity가 있어 immunocompetent 세포로 쉽게 접근한다. 먼지 1그램당 D.p 0.5μg 이상 진드기 알레르겐 농도이면 명백한 위험 요인이 되나 비슷한 수준(level)으로 천식 증상을 유발시키는지에 대해서는 명확히 정의되지 않았다.

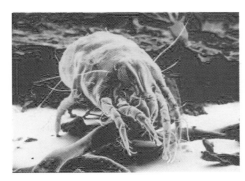

[그림 4-2] 집먼지 진드기

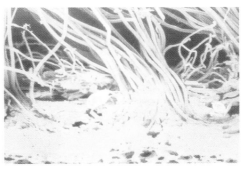

[그림 4-3] 카펫 속의 집먼지 진드기

2) 동물 알레르겐

집에서 기르는 애완용 동물(warm blood animals)은 침, 소변과 같은 배설물, 비듬에서 알레르겐을 분비한다.

① 고양이(cat)

고양이 알레르겐은 강력하게 기도를 감작시키는 항원 물질로서 주된 allergenic protein(Fel d1)은 고양이 얼굴 주변 sebaceous secretion과 소변(침은 아님)에서 볼 수 있다.

알레르겐은 3~4microns 직경의 작은 입자여서 쉽게 공기와 같이 호흡기로 침투해서 이미 고양이에게 감작된 사람에게 호흡기 증상을 발병시킨다.

② 개(dog)

개는 두 개의 중요한 allergenic proteins can 11과 can 12를 생성한다. 개 알레르겐의 특성은 고양이 알레르겐의 것과 유사하다. 고양이와 개 알레르기 물질 사이에 약간의 교차 반응이 있지만 개의 알레르기 감작(allergic sensitivity)은 다른 포유 동물에 대한 감작처럼 흔하지는 않다. 그럼에도 불구하고 알레르기가 있는 사람의 약 30%가 개 추출물에 양성 피부 반응을 보인다. 100여 종 이상 수많은 종류의 개와 개 알레르겐 역시 다양성이 있지만 최근 개털과 비듬을 정제시킨 개 알레르겐 추출물의 표본은 문제점을 제거하고 개발되었다.

③ Rodents

최근에 도시의 아이들이 야생 mice나 rats 등을 애완 동물로 기르는 경우가 있는데 rodent antigens의 allergenicity는 이들 동물의 소변 단백에 대해 감작되어 있는 소아와 동물 사육가들에게서 주로 볼 수 있다.

④ 바퀴벌레

집먼지 진드기 알레르겐에 감작되어 있는 것처럼 바퀴벌레 알레르겐에 대한 감작도 흔히 볼 수 있다. 바퀴벌레 대부분의 종류가 열대기후(tropical climate) 지방에서 생존한다. 그러나 중앙 난방식 주거환경이 바퀴벌레를 더욱 증가시킨다.

흔한 항원 종류로는 American cockroach(periplaneta americana), German cockroach(blatella germanica), Asian cockroach(B. orientalis), Australian cockroach(P. australasiae), Brown-banded cockroach(supella supulledium) 등이 있다.

현재 우리나라에는 독일과 미국바퀴 알레르겐 추출물이 정제되어 있어서 피부 반응 검사 진단에 간편하게 이용하고 있다.

⑤ Fungi

molds와 yeast가 실내 흡입 알레르겐으로 작용될 수 있는데, 이들 중 alternaria는 천식의 위험 요인으로 확인되었고 미국에서는 이로 인한 천식으로 사망 위험도 보고되었다.

실내 가습기 혹은 다른 방법으로의 가습 효과, 난방, 냉방 시스템은 공기오염과 곰팡이 성장이 잘 증식되게 하는 원인이다. 그러나 아직까지는 간단한 방법으로 실내 곰팡이 측정에 믿을 만한 방법이 없다.

가장 흔한 실내 곰팡이로는 penicillium, aspergillus, alternaria, cladosporium, candida 등이다.

(2) 실외 알레르겐(outdoor allergen)

1) 꽃가루

예민한 사람에게 천식을 일으키는 가장 흔한 실외 항원은 꽃가루 포자(pollens)와 곰팡이(fungi)이다. 천식과 관련된 꽃가루 알레르겐은 주로 나무(tree), 잔디(grass), 잡초(weeds)에서 볼 수 있다. 꽃가루 알레르겐은 비교적 큰 입자여서 어떻게 기관지 점막 내로 유입되는지 아직 명확히 알지 못한다. 화분에서 유리된 starch granules의 micron-sized particles들이 원인이 되어 특히 큰 비가 온 뒤에 꽃가루로 인한 천식 발작을 흔히 볼 수 있다.

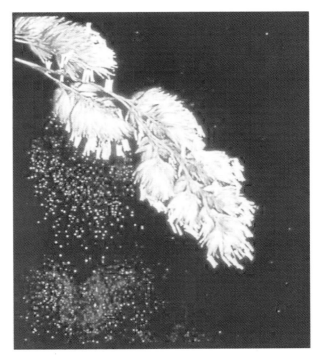

[그림 4-4] 실외 공해 화분

꽃가루의 공기 중 농도는 지역에 따라, 기후조건에 따라 다르다. 나무 화분은 이른 봄에 주로. 많으며, 잔디 화분은 늦봄과 여름에 주로 흔하고, 잡초 화분은 여름과 가을에 많다. 임상과 항공생물학적 연구에서 화분 지도(pollen maps)는 중요하다. 집먼지 1g 내에 Lol p1(rye grass, Lolium perenne의 주 알레르겐) 10μg/1g 이상의 농도로 천식 발작을 유발하며, 천식 증상의 증가와 기도 과민성 증가가 초래된다.

2) 곰팡이(Fungi)

곰팡이와 yeast도 실외 공중 알레르겐이 되는데 실내 알레르겐이기도 한 alternaria와 cladosporium은 역시 실외 알레르겐으로서도 천식의 위험인자로 확인된 곰팡이다. 온대지방에서 계절성 알레르겐인 곰팡이는 일부는 건조하고 따뜻한 여름에 아포를 형성하며, 그리고 일부는 가을 비오는 밤에 더 증식된다.

3) 담배 흡연(tobacco smoke)

흡연은 도처에 깔려 있는 실내 자극물로 흡연에는 4,500개 이상의 성분과 오염물질이 포함되어 있는데 흡입할 수 있는 입자로 확인된 것으로는 polycyclic hydrocarbone, carborn monoxide, carborn dioxide, nitric oxide, nitrogen oxides, nicotine과 acrolein 등이 있다.

알레르기 질환 증가에 기여하는 보조 요인 중에 흡연은 특히 중요하다. 특히 소아에게 흡연환경 노출은 호산구 증다증, 혈청 IgE 형성 및 IL-4치 증가와 함께 빈번한 호흡기 증상을 유발시키는 경향이 있다.

임신중과 그 이후에 간접 흡연은 아기에게 폐쇄성 호흡기 질환과 알레르기 감작을 유발하는 위험 요인으로 알려져 있다.

결론적으로 간접흡연으로 태내, 영아기, 소아기의 하부기도에 위험이 증가되며 특히 호흡기 점막을 자극한다. 임신중 흡연한 산모에서 태어난 아기는 천명과 천식의 위험이 증가된다.

(3) 대기오염(air pollution)

대기오염이란 사람이나 동식물에 손상을 주는 자극물들이 대기 중에 축적되어 있음을 뜻하며, 실내·실외 자극물이 모두 대기오염에 속한다.

1) 실외 공해 물질(outdoor pollutants)

실외 대기오염 물질에는 2가지 유형이 있는데 산업공해 스모그(industrial smog)로

sulfur dioxide, particulate complex와 광화학 스모그(photochemical smog), 즉 ozone 과 nitrogen oxides가 있는데 이들 두 가지가 모두 공존한다.

① 대기오염의 정도는 기후조건과 해당 지역에 따른다. 여러 연구에서 ozone, nitrogen oxides, acidic aerosols 등의 particulate matter들이 천식 발작 및 증상유발 과 뚜렷한 관련이 있다. 공해가 심한 도시에서 볼 수 있는 sulfur dioxide, ozone, nitrogen oxides 같은 환경오염 물질은 기도 수축을 일으키고 일시적인 기도 과민성을 보이며, 알레르기 반응을 증가시키고, 공해가 심한 나라에서 천식의 빈도가 높다.

② Diesel exhaust particles

대기오염에 있어서 자동차 매연 입자가 문제가 되는데 알레르기 질환 증가는 디젤 사용 증가와 평행선을 보인다. 특히 디젤 매연 입자가 방사된 대기오염은 생체 및 생체 외 실험 양쪽에서 IgE 형성을 자극한다.

또한 코 분비물 내에 cytokines 형성 및 gene expression을 자극하며 여러 논문에서 디젤 매연 입자가 알레르기 질환 증가와 관계 있음을 시사하고 있다.

자동차 매연 특히 디젤 배기 가스는 이미 지니고 있던 알레르기를 악화시킬 뿐만 아 니라 천식이나 아토피를 새로 유발시킨다. 또한 디젤 배기 가스는 잔디화분 표면에 흡 착되어 폐 내에 화분 알레르기 물질의 축적을 증가시킨다.

③ Endotoxin

자동차나 여러 산업폐기물(industries)에서 방사되는 일반적인 대기오염 증가로 알레르기 질환이 증가된다고 보지만 실제 이를 간단히 뒷받침할 수 있는 과학적 데이터는 없다.

● 천식에 관한 국제조사인 ISAAC 연구에서 보면 대기오염이 알레르기 발생 증가 에 원인적 연계성은 찾을 수 없었다. 예로 알레르기 빈도의 증가가 대기오염이 적고 공 기가 깨끗한 New Zealand에서 대단히 높다는 점이다. 또한 대기오염이 서구 국가들보 다 동구 나라에서 대체적으로 높은데도 알레르기 질환의 빈도는 동구권보다 서구권에 서 더 높은 점이다.

● 이를 뒷받침하는 학설로서 먼지에 심하게 노출 될 경우 cytokines를 유리시켜 Th1면역 반응을 자극하며, 이차적으로 Th2면역 반응을 억제시킨다는 보고를 보면, 먼 지에 있는 gram(-) bacteria cell wall에서 유리되는 endotoxin이 Th1면역계를 자극해

서 이러한 endotoxin이 함유된 먼지에 어린 소아가 만성적으로 노출될 경우 알레르기 질환에 대한 방어 효과가 있다는 것이다.

● 특히 농촌에서 소나 다른 농촌 가축과 접촉한 것이 낮은 알레르기 질환 빈도와 관련된다는 보고가 있다. 즉 공기 중에 세균 혹은 다른 입자들이 있는 환경이 어린 소아들의 알레르기 유발에 방어 효과가 된다는 것이다. 비록 이러한 효과가 비특이적이지만 알레르기 방지에 면역학적 내성(immunologic tolerance)으로의 역할이 됨을 배제할 수 없다는 설이다.

결론적으로 일반적인 대기오염 증가는 알레르기 질환 빈도 증가에 관여하지 않으며, 오히려 bacterial products(endotoxin) 같은 어떤 오염 물질은 알레르기 질환 예방 혹은 방어의 가능성이 있는 반면 디젤 소모 입자와 흡연은 알레르기 유발을 높일 수 있다.

2) 실내 오염(indoor pollution)

실내 대기의 원동력(atmospheric dynamics)과 대기오염은 실외의 것과 다르다.

최신 건축기법이 실내 공기의 순환(turnover)을 낮추어서 실내 오염 증가에 기여한다. 집 디자인의 변화와 난방 형태, 그리고 카펫, 소파, 침대 등으로 실내 오염을 증폭시킨다.

아주 어린 아기들은 실내에서만 생활하고, 그리고 개발된 국가의 거주자의 90~95%가 실내에서 보내기 때문에 실내 오염이 더욱 중요하다. 주된 실내 오염 원인으로는 nitric oxide, nitrogen oxide, carbon diaxide, sulfur dioxide, formaldehyde, endotoxin 같은 biologicals 등이 있다.

실내 오염 발생 요인으로는

① natural gas나 liquid propane으로 요리할 때 생기는 carbon monoxide, carbon dioxide, sulfur dioxide, nitric oxide, nitrogen oxides 등이 있다.

② 나무, 석유, 혹은 석탄 때는 스토브로 요리(cooking)할 때 생기는 carbon monoxide, nitrogen oxides, sulfur dioxide 등이 흡입되는 입자들이다.

③ 가스, 나무, 석탄과 석유(kersene)로 스토브를 땠을 때 역시 carbon monoxide, carbon dioxide, nitric oxide, nitrogen oxide가 호흡 가능한 입자로 매연입자가 나온다.

④ 난방이나 조리용 외에 집안에 건축 자재나, 가구, 카펫 등에서 나오는 formaldehyde

와 페인트에서 isocyanates가 유리된다.

실내 공해가 코를 자극하고 호흡기 감염 혹은 기관지염을 유발시킬 수 있다. 소아들은 nitrogen oxides로 호흡기 손상이 올 수 있으며, formaldehyde로 천식 증상이 유발되고 호흡이 어려워질 수도 있다.

(4) 호흡기 감염(respiratory infection)

호흡기 감염과 천식은 복잡한 관계를 나타내는데 어린 소아기에 호흡기 감염이 천식 유발 위험을 증가시키기도 하고 한편 감소시키는 요인이 되기도 하다. 그러나, 일생 중 어느 시기에도 감염은 천식 발작의 시작(onset)과 밀접한 연관성이 있다.

[그림 4-5]에서와 같이 역학조사에서도 급성 호흡기 바이러스 감염이 성인과 소아에게 천식 발작의 원인이 되는데 성인에 비해 소아 천식 발작에 더 흔한 원인이 된다.

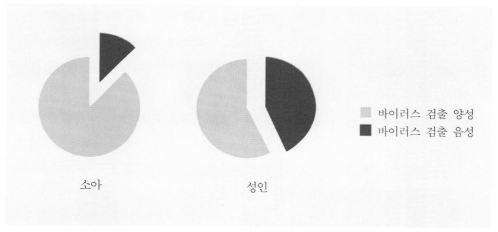

소아　　　　　성인

바이러스 검출 양성
바이러스 검출 음성

[그림 4-5] 소아 및 성인 천식에서 호흡기 바이러스의 양성 비율

<표 4-6>은 주된 바이러스 type과 관련된 질환에 관한 표다.

〈 표 4-6 〉 호흡기 바이러스와 호흡기 질환과의 관계

바이러스형	혈청형	감기	천식 발작	폐렴	기관지염	세기관지염
Rhinovirus	1-100(plus)	+++	+++		+	+
Coronavirus	229E & OC43	++	++	-	-	-
Influenza	A, B & C	+	+	++	+	
Parainfluenza	1, 2, 3 & 4	+	+		++(크루프)	+
Respiratory syncytial virus	A & B	+	+	+	+	+++
Adenovirus	1-43	+	+	++	+	+

각각의 호흡기 바이러스는 개인의 감수성과 침투된 바이러스의 양과 부위에 영향을 받는다.

① 영아기에 가장 흔한 호흡기 바이러스는 respiratory syncytial virus(RSV)로 이 연령 집단에서 모든 천명의 약 50%, 세기관지염의 80%에서 RSV가 원인이 된다.

② parainfluenza 바이러스도 역시 영아기에 세기관지염과 크루프(croup)에 중요한 원인 바이러스다.

③ 감기 바이러스인 rhinovirus는 원칙적으로 큰 소아와 성인 천식이 유발되는 흔한 원인이다.

④ 세균 감염 특히 영아기에 chlamydia pneumoniae 감염은 후에 천식 유발의 역할이 있는 것으로 본다.

5) 바이러스 감염과 천식에 관한 조사

① 바이러스 호흡기 감염 특히 어린 영아기에 RSV 감염과 추후 천식 유발, 폐 기능의 이상, 혹은 기도 과민성에 관한 여러 조사에서 RSV 세기관지염이, 7세에 추적조사한 결과, 천명과 천식 유발에 그리고 아토피 감작에도 가장 중요한 위험 요인임이 확인되었다.

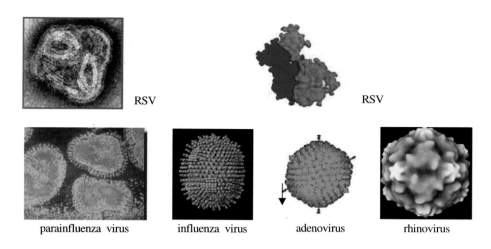

RSV

RSV

parainfluenza virus   influenza virus   adenovirus   rhinovirus

[그림 4-7] 호흡기 바이러스 전자 현미경 소견

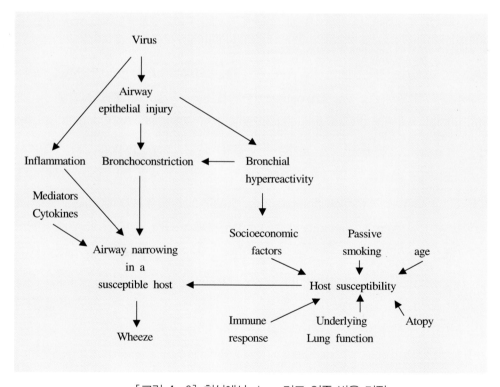

[그림 4-8] 천식에서 virus 기도 염증 반응 기전

② 생후 첫 3세 내에는 RSV 감염뿐만 아니라 다른 호흡기 바이러스의 심한 감염으로도 13세까지 천명 증가의 위험 요인이 된다.

③ RSV 세기관지염인 영아는 type 1면역이 손상되고 type 2면역이 증가된다. 생후 초기에 손상된 antiviral immunity로 인해 심한 호흡기 감염이 되고 따라서 allergic sensitization 유발 위험이 초래된다는 근거가 지배적이다. 이러한 영아는 역시 후에 알레르겐이나 바이러스 감염에 다시 노출되면 천명성 질환과 천식의 발병 위험이 따르게 된다. 그래서 생후 초기에 심한 바이러스 호흡기 감염과 소아기 천명 유발 사이에는 명백한 관련이 있다. 여기에는 역시 결핍된 type 1면역계와 증대된 type 2면역계의 면역 불균형이 우선되어야 한다. 그러나 바이러스 감염이 영아기에 어떻게 면역계 발달을 침범하고 그것에 의해서 후에 알레르기나 천식이 되는지 아직 명확히 밝혀지지는 않았다.

④ 바이러스 감염과 천식 유발에 관한 상기 근거설에 반대로, 최근 독일 역학조사에 의하면 생후 첫 1세중에 빈번한 상기도 감염이 후에 소아가 컸을 때 아토피나 천식 유발에 오히려 방어적 효과(protective effect)가 있음을 보여 주었는데 심지어 가족력에 아토피 질환이 있는 경우에서까지도 같은 소견을 보였다.

비슷한 연구가 미국(Tucson, Arizona)에서도 있었는데 형제도 많고, 놀이방에 다니는 영아들이 생후 초기에 빈번한 호흡기 상기도 감염이 있었던 경우, 마찬가지로 천식 유발에 방어적 효과를 보였다. 이러한 데이터는 위생적 가설(hygiene hypothesis)과 일치하지만 위에서 설명한 호흡기 감염과 천식에 대한 긍정적인 관계에 정반대되는 개념이다.

이러한 명백한 모순이 이해될 수 있는 것은 생후 초기에 RSV 세기관지염과 같은 심한 감염은 손상된 type 1 immunity의 한 marker이며, 따라서 후에 큰 소아기에 천식 유발에 대한 위험이 증가될 수 있다. 반면 자주 훌쩍거리고 놀이방에 맡겨지는 경우, 즉 감기를 달고 사는 경우(infectious diseases의 overall load)는 면역계가 환경적 자극에 의해 더욱 성공적으로 type 1반응을 유발하기 때문에 소아 후기에 천식 유발 위험이 감소된다는 것이다.

그러나, 모든 바이러스 감염이 알레르기 질환 유발에 방어적 효과가 있는 것은 아니며 일부 바이러스로는 알레르기 질환을 유발시킬 수 있다. RSV는 알레르기 감작을 자극해서 천식을 유발시킬 수 있다. 또한 Epstein-Barr virus(EBV)도 역시 알레르기 반응을 야기시킬 수 있다.

⑤ mycobacteria 감염으로 알레르기 유발 감소의 가능성에 관한 연구가 일본에서 발표되었다. 즉 12세 소아들에서 tuberculin에 대한 delayed hypersensitivity와 혈청 총 IgE치와 혈청 특이 IgE치 사이에 역관계를 보였다는 보고다. 즉 이들은 결핵이나 환경 mycobacterium으로 혹은 BCG 예방접종으로 전에 감염된 경우 알레르기 유발을 방어한다는 것이다.

• 그러나 BCG 예방접종과 천식이나 아토피 유발 사이에는 역관계를 보이지만 홍역, 백일해 등 다른 예방접종의 역할은 아직 의문으로 남아 있다.

바이러스 감염은 일반적으로 강한 세포 면역(cell-mediated immune responce)을 나타내서, 즉 면역 반응이 Th1세포와 IFN-γ에 의해서 유도되는데 intracellular bacteria인 mycobacteria도 이와 같은 면역 반응을 보인다. 특히 결핵균 초기 감염, 즉 BCG 예방접종이 나중에 알레르기 질환 발생에 방어적일 수 있다는 보고가 있으나, 다른 연구에서는 이를 증명할 수 없었으며 BCG 예방접종과 알레르기 예방은 아직 찬반 논쟁 중에 있다.

• A형 간염 바이러스, Helicobacter pylori, Toxoplasma gondii 등의 과거 감염이 있었던 경우 호흡기 알레르기 질환 유발이 낮았다. 그러나, rubella, mumps, chickenpox, cytomegalovirus(CMV), herpes simplex virus(HSV) 등의 감염은 알레르기 질환과 관련성을 보이지 않는다.

(5) 알레르기 질환과 위생 상태에 관한 가설(hygiene hypothesis)

호흡기 알레르기는 orofecal을 통해 혹은 음식으로 인한 세균(foodborne microbes)에 심하게 노출되는 사람에게서는 적게 걸린다. 즉 장관림프 조직(gut-associated lymphoid tissue)을 자극할 세균과 공생하는 환경이 아닌 경우, 즉 아주 청결한 반 무균 상태 식생활(semisterile diet) 등의 소위 고급 환경일 수 있는 개발된 국가에서는 비염과 알레르기 질환이 더 많이 발생한다. 예로, hepatitis A에 관한 연구에서 알려진 바로 감염과 알레르기는 역학관계상 상관이 있다는 근거를 보였다.

또한 여러 연구에서 형제가 많은 소아들이 알레르기 질환의 빈도가 적음이 보고되었다. 대체로 가족 중에 아이들이 많은 경우 더 많은 감염을 만나게 되는데 즉 소아 초기에 감염의 high load가 알레르기 예방을 도울 수 있다는 가설을 이끌어 낼 수 있다.

이러한 가설의 근거를 A형 간염에서 증명되는데 hepatitis A virus는 enterovirus와 밀접한 관계에 있으며 70개의 다른 serotype으로 되어 있다. Enterovirus는 IFN-γ의 강력한 inducer이고, 특히 개발도상국에 흔하다. 이것이 개발도상국가가 선진국에 비해 알레르기 빈도가 낮은 이유로도 설명될 수 있다.

1) 농장 환경과 아토피

농장 환경이 아토피 유발에 방어 역할을 한다. 따라서 항생제의 제한적 사용, 예방접종을 최소한으로 적게 하고, lactobacili가 포함된 식사 등이 소아 아토피 위험을 줄일 수 있다는 설이다.

2) 기생충 감염(parasitic infection)

천식 소아들이 정상 소아보다 기생충 감염이 적었다. 이를 뒷받침하는 보고로 기생충 schistosomiasis가 있는 아프리카 소아들이 기생충이 없는 소아들보다 아토피 빈도가 낮았다.

3) 가족 구성원(family size)

형제가 1명 이상이 있는 데에 비해서 형제 없이 혼자 크는 소아에서 천식의 위험성이 더 높은 것으로 알려졌다. 여러 저자들이 형제가 많은 경우 흡입 항원에 의한 알레르기가 적었으며 이는 어렸을 때 형제들로부터 감염의 노출이 소아 후기에 빈번한 천명이나 천식 유발에 대한 방어가 된다는 의미다.

(6) 항생제 사용과 알레르기 질환 유병률과의 관계

Faroogi와 Hopkin은 생후 2년간에 항생제 치료와 후에 알레르기 질환 유발 사이에 상당한 상관성이 있다고 했다. 특히 항생제 사용 용량과 관련이 있으며, 다양한 항생제 치료가 알레르기 빈도를 높인다. 결과적으로 미생물(microbial agent)이 알레르기 질환 유발에 방어적 역할로 작용한다고 볼 수 있음을 뒷받침해 준다.

(7) 변화된 장내 세균층(altered gut flora)

알레르기는 일반적으로 인체가 잘 적응(tolerated)하는 어떤 항원에 대해 과민한 면역 반응 현상이다. 즉 경구로 투여되는 물질이 정상적으로 면역계에 의해 잘 흡수되는 현상을 경구 내성(oral tolerance)이라고 한다.

경구 내성 발생에는 T-cell 결핍(depletion), T-cell anergy, 조절(regulatory)세포의 유도 같은 몇 개의 기전이 관여하며 활성화된 조절세포는 억제성(inhibitory) cytokines 특히 IL-10과 TGF-베타를 분비한다.

경구 내성이 생기기 위해서는 장내에 정상적인 미생물총(microflora)이 필수적으로 있어야 한다. 무균 상태로 germ-free한 환경이거나, 장 내 lipopoly-saccharide(LPS)의 결핍에서는 정상적인 내성이 생기지 못한다. LPS는 gram(-) bacteria의 세포막 바깥부분의 성분이다.

원래 건강한 신생아는 생후 첫날 중에 E-coli 혹은 다른 enterobacteria로 신속히 colonization되는데, 서구생활 스타일이 특징인 나라에서는 colonization이 늦게 생긴다.

E-coli 증식은 위생 상태가 낮은 환경에서 볼 수 있는데 생활수준이 높은 환경의 소아에서 정상적인 E-coli의 colonization이 늦어지면서 enterobacteria가 아닌 staphylococcus aureus에 의한 colonization이 생기기도 한다.

이렇게 변화된 세균의 colonization은 장 내 LPS치를 감소시켜 경구 내성이 정상적으로 발달되지 못한다.

장 내 세균층과 알레르기 유발의 관계는 알레르기 소아와 비알레르기 소아 사이의 장 내 세균층 소견의 차이로 볼 수도 있다. lactobacilli는 Th1-type 면역의 key cytokine인 IL-12의 강한 자극인자(inducer)로 알려져 있으며 lactobacilli는 알레르기 소아에서보다 비알레르기 소아에서 더욱 빈번히 볼 수 있다. 결국 신생아기에 지나친 위생 관리로 정상적인 장 내 세균층 형성, 즉 장 내성 발달에 변형을 초래해 면역계를 Th2 type이 우세하게 하여 알레르기 유발로 이어질 수 있다.

(8) 식습관의 변화와 알레르기 질환

1) 식품 지방산(dietary fatty acids) 소모의 변화

아토피 알레르기는 가난한 나라에서보다 부자나라에서 더 흔하다.

영양부족은 면역 반응을 저하시키지만 알레르기 호발 요인은 아니다. 그러나 흔히 영양실조에서 보는 비타민 A결핍은 염증 반응중에 IFN-ϒ 생성 증가를 가져온다. 이는 왜 알레르기 질환이 가난한 나라의 경우 적은지에 대한 설명의 일부가 될 수 있을 것이다.

① 잘 알려진 사실로 아토피 개체는 혈중 polyunsaturated fatty acid의 비정상적인 분포를 보인다. 서구에서는 마가린 같은 linoleic acid를 함유한 식품의 소비가 늘어나면서, Omega 3 fatty acid가 많이 들어 있는 생선 기름 소비는 줄어드는 것과 동등하게 알레르기 질환 증가를 보였다. 또한 아토피 피부염 환아에서도 linoleic acid의 증가를 보였다.

② 최근 보고에 의하면 마가린 소비 차이에 따라 동독과 서독 간에 알레르기 빈도의 차이를 보였다. linoleic acid는 arachidonic acid의 전구물질(precursor)이며, 한편 prostaglandin E2(PGE2)의 전구물질이기도 하다. Omega 3 fatty acid가 감소된 상태에서 PGE2가 형성된다. PGE2는 IFN-ϒ 형성에 강한 억제 효과가 있으며, IL-4 형성을 증가시킨다.

③ 다시 말해서 Omega 6의 높은 섭취로 식품 중에 Omega 3 fatty acid의 섭취가 감소되며, PGE2의 활성화의 증가로 Th2 type 면역계 쪽으로 기울게 한다.

④ 면역계가 미숙한 신생아는 태중에 이미 면역계가 Th2 type 쪽으로 기울어져 있다. 또한 모유도 아기의 면역 형성에 중요하다. 아토피 엄마의 젖은 비아토피 엄마의 젖보다 linoleic acid/알파-linoleic acid(예로 Omega 6/Omega 3) 비율이 높다. 더욱이 모유 내에 cytokines과 chemokines이 아토피 엄마와 비아토피 엄마 사이에 다르다.

⑤ 실제로 아토피 엄마는 비아토피 엄마보다 초유(colostrum) 내에 IL-4, IL-5, IL-13의 높은 치를 보이며 비슷하게 알레르기 엄마 모유 내에서 RANTS와 IL-8치가 증가되어 있다.

아토피 엄마와 비아토피 엄마 모유의 구성 성분이 다르기 때문에 모유를 먹임으로써 아토피를 예방하려는 시도는 엄마가 아토피 소인인 경우 그 아기에게 도움이 되지 않는다. 그러나 아빠로부터 알레르기가 유전될 가능성이 있는 아기에게는 모유 수유가 알레르기 예방에 도움이 될 수 있다. 이러한 가능성은 알레르기 유발에 있어 모유 수유가 주는 방어 효과의 모순점, 즉 모유수유에도 불구하고 영유아 아토피인 경우에 관한 해석이 적어도 일부는 설명이 되는 셈이다.

⑥ 다른 연구에서 동양적 식생활로 성장한 학생들은 서구식 식생활 습관에 적응된 아시아 학생 혹은 비아시아계 학생들보다 아토피나 기도 과민성, 천식의 빈도가 낮았다.

그러나 이를 증명하려는 재차 연구에서 변형된 식생활 습관이 알레르기 빈도에 중요하다는 설을 역학조사로 증명할 수는 없었다.

2) Prostaglandin E2

Th1/Th2 cytokine 균형에 영향을 줄 수 있는 가능한 요인으로 IFN-γ 유리 억제 효과가 있는 prostaglandin E2(PGE2)를 들 수 있다. PGE2의 효과는 c-AMP를 통해 매개되는 것으로 보며 말초 혈액 단핵 구를 이용한 실험에서 IL-4/IFN-γ balance를 백배 이상 Th2 쪽으로 기울게 하는 경향을 보인다. PGE2의 유리와 생성은 식품과 infectious agents에 의존되어 있어 흔한 환경 요인에서 찾을 수 있다.

3) 음식과 약제의 사용(diet and drug)

① 임신중 항원 회피식(antigen-avoidance diet)이 아토피 아기 출생을 사실상 줄이는 것 같지는 않다는 의견이 지배적이며, 더욱이 이러한 제한식이 산모나 태아 영양에 부작용만 줄 수 있다는 것이다. 그뿐만 아니라 모유 수유가 천식 유발을 방어한다는 보고에도 찬반론이 있음이 위에서 설명되었다.

② 음식 감작(food sensitivity)과 천식 유발 사이에 관계는 아직 불확실하지만 영아

기 음식 알레르기가 천식으로 간다는 일부 근거는 있다.

③ food sensitive enteropathies가 있거나 colitis가 있는 소아는 소아 후기에 높은 천식 유병률을 보이며, 음식이 천식의 실제적인 원인이기보다는 알레르기 유발에 호발 인자(predisposition)를 더 의미하는 것으로 보인다.

- Omega 3-polyunsaturated fatty acids가 실험관에서는 항염증 효과(antiinflammatory effect)가 있는 것으로 보이기 때문에 식품 가운데 생선이 천식 유병률을 낮출 것이라는 것을 측정하기 위한 많은 논문이 있었다. 그러나 천식 조절을 증대시키기 위해 식사에 생선 기름(Omega 3)을 천식 환자에게 권할 만한 근거는 적었다.

- 비타민 C가 많은 과일을 먹거나 혹은 약제로 비타민 C를 투여했을 때에 소아의 천명 증상을 감소시킬 수 있다. 특히 이미 감수성이 예민한 소아에게서도 천식 증상을 감소시켰다는 보고가 있다.

- 성인에게 문제가 되는 짠 음식(salt intake)이 천식 발작과 연관성이 있다는 보고 도 있다.

4) 비만(obesty)

체중 감소가 폐 기능 특히 PEF(peak expiratory flow)의 변동률, 증상, morbidity와 건강 상태를 호전시키며, 비만이 호흡기 증상을 나쁘게 하고 천식 환자의 삶의 질을 저하시킨다.

(9) 스트레스, 호르몬 및 환경 독소

1) 감성적인 스트레스의 증가가 알레르기 유발과 발작에 호발 요인임은 이미 알려진 사실이다. 심하게 웃거나 울거나, 분노, 공포시에 과호흡과 저탄산증이 기도 협착의 원인이 될 수 있다. 그러나 천식이 결코 정신질환은 아니다. 스트레스가 면역계를 조정하고 Th1/Th2 균형을 변화시켜 Th2면역계로 하는 경향이 있다.

2) 또한 잘 알려진 사실로 progesterone이 Th2 type면역계로 기울게 하여 이러한 호

르몬의 증가가 알레르기 유발을 자연히 높게 한다.

3) 여러 나라에서 DDT와 PCB 같은 환경 독소의 증가가 알레르기 질환의 빈도를 높인다. 환경 독소와의 관련성을 Sevensson 등의 보고에서 설명되는데 NK cell은 IFN-Υ의 중요한 소스(source)이어서 순환 NK cells의 감소는 IFN-Υ 생성 감소를 초래해서 IL-4/IFN-Υ ratio를 높이게 되며, 따라서 알레르기 유발 요인이 된다. 많은 양의 환경 독소를 함유한 발트 해(Baltic Sea)에 있는 연어를 먹은 사람들에서 CD56-positive natural killer cell(NK cell)의 수가 감소되어 알레르기 질환의 증가를 보였다. 그러나, 이렇게 보고된 요인들이 알레르기 빈도 증가에 주된 효과라고는 생각되지 않는다.

(10) 아스피린(Acetylsalicylic acid)과 어린 소아의 알레르기

최근 보고에 의하면 알레르기 빈도의 증가는 어린 소아에게 아스피린(acetylsalicylic acid) 사용의 지속적인 감소와 관련 있다고 본다. 1980년 초에 Reye's 징후군 유발과 아스피린 섭취와의 관계가 알려지면서 아스피린 사용이 감소되었다. 상기도 바이러스 감염에서 특히 초기 cytokines 유리 후에 arachidonic acid cascade에서 몇몇 추출물이 생기는데, IL-1 같은 proinflammatory cytokines는 enzyme cyclooxygenase-2(cox-2)를 활성화시키며, 이것은 PGE2 형성을 촉진시킨다. 위에서 기술한 바와 같이 PGE2는 Th1/Th2 cytokines 균형을 Th2 쪽으로 기울게 한다. 아스피린이 cox-2의 생성을 차단하며, 따라서 PGE2의 생성을 감소시켜 결국 알레르기 유발을 감소시킬 수 있다는 것이다.

(11) 기후 변화와 소아 천식

특히 영유아들은 급변하는 기후 변화에 적응력이 부족하여 추울 경우 스스로 옷을 더 입어 보온할 수도, 의사 표시를 할 수도 없어서 적정 체온 유지가 부모의 보호에 달려 있다.

기후, 기온의 급격한 변화, 즉 너무 춥거나 높은 습도도 천식 발작의 유발 요인으로 기여하며, 기후 변동과 함께 천식 발작이 유행됨을 볼 수 있다. 춥거나, 건조하고 심지어 더운 공기도 그 기전은 밝혀지지 않았지만 천식 발작에 작용한다.

(12) 기타

- 흔히 비염과 부비동염이 소아 천식과 동반되며, 드물게 비폴립을 볼 수 있다. 이때 비염과 부비동염 치료로 소아 천식이 호전됨을 볼 수 있다.
- 위식도 역류가 천식을 악화시킬 수 있으며 간혹 위식도 역류 치료로 천식이 호전된다.

〈 표 4 - 9 〉 알레르기 빈도 증가에 관여하는 환경 위험 요인

위험 요인		Th1/Th2 balance → Th2 polarization
위생 상태의 호전, 항생제 사용 증가, 예방접종 등으로 감염 빈도의 감소	→	IFN-γ의 감소 유도
장 내 세균의 변화(위생환경의 호전)	→	일부 세균층이 oral tolerance를 유발시키고, Th1 immunity를 자극하는 것을 차단한다.
airborne 세균의 노출 감소	→	IFN-γ나 IL-12 자극 감소
식습관의 변화: Omega 3 섭취 감소, Omega 6 fatty acid 섭취 증가	→	PGE2 증가로 IL-4/IFN-γ ratio를 증가시킴
실내 환기 부족(poor indoor climate)	→	간접 흡연 및 새로운 항원 노출 증가
디젤 매연(diesel exhaust)	→	IL-4 합성의 증가
흡연	→	IL-4 합성의 증가
stress, hormones	→	IL-4/IFN-γ ratio를 증가
environmental poisons(예: PCB, DDT)	→	NK cell 감소로 IFN-γ 합성 감소
어린 소아에게 acetylsalicylic acid의 사용 감소	→	PGE2가 IL-4/IFN-γ ratio 증가시킴
일반 대기오염(general air pollution)	→	영향 없음

6. 결론

지난 수십년 간 알레르기 질환 증가의 원인과 특히 서구에서 더 많은 알레르기 질환의 증가에 관해서 많은 연구가 있었지만 아직까지 뚜렷한 원인은 모른다. 알레르기 질환 발생이 여러 가지 요인에 의한 다인자성이지만, 일반적으로 환경 요인들 중에 면역계를 Th2-dominated cytokine profile로 기울게 하는 요소와 가능성이 있다고 본다. 최근 알려진 알레르기 질환 증가에 관여하는 요인의 요약은 <표 4-9>와 같다.

참고문헌

1. 윤혜선·차재국·이혜란. 소아 천식의 근황과 치료경향에 관한 조사. 소아알레르기 및 호흡기 1998;8:167-78 .
2. ISAAC Steering Committee. Worldwide variations in the prevalence of asthma symptoms: the International Study of Asthma and Allergens in Childhood (ISAAC). Eur Respir J 1998;12:315-335.
3. Behrman, Kliegman, Jenson. Nelson Textbook of pediatrics. 16th ed. Philadelphia:WB Saunders Co. 2000:645-79.
4. 윤혜선. 호흡기 질환의 분포와 천식의 근황. 소아알레르기 및 호흡기 1999;9:351-9.
5. Jones CA, Holloway JA, Warner JO. Does atopic disease start in foetal life? Allergy 2000;55:2-10.
6. Hessle C, Andersson B, Wold AE. Gram-positive bacteria are potent inducers of monocyte IL-12, while Gram-negative bacteria preferentially stimulate IL-10 production. Infect Immun 2000;68:3581-6.
7. Peterson B, Saxon A. Global increases in allergic respiratory disease: the possible role of diesel exhaust particles. Ann Allergy Asthma Immunol 1996;4:263-8.
8. Diaz-Sanchez D, Tsien A, Casillas A, Dotson AR, Saxon A. Enhanced nasal cytokine production in human beings after in vivo challenge with diesel exhaust particles. J Allergy Clin Immunol 1996;98:114-23.
9. Casillas AM, Nel AE. An update on the immunopathogenesis of asthma as an in-

flammatory disease enhanced by environmental particles. Allergy Asthma Proc 1997;18:227-33.

10. Ishizaki T, Koizumi K, Ikemori R, Ishiyama Y, Kushibiki E. Studies of prevalence of Japanese cedar pollinosis among the residents in a densely cultivated area. Ann Allergy 1987;58:265-70.

11. Waldron G, Pottle B, Dod J. Asthma and the motorways-one district's experience. J Public Health Med 1995;17:85-9.

12. Zetterstrom O, Nordvall SL, Bjorksten B, Ahlstedt S, Selander M. Increased antibody responses in rats exposed to tobacco smoke. J Allergy Clin Immunol 1985;75:594-8.

13. Agarwal SK, Marshall GD Jr. Glucocorticoid-induced type 1/type 2 cytokine alterations in humans: a model for stress-related immune dysfunction. J Interferon Cytokine Res 1998;18:1059-68.

14. Piccinni MP, Giudizi MG, Biagiotti R, Beloni L, Giannarini L, Sampognaro S, Parronchi P, et al. Progesterone favors the development of human T helper cells producing Th2-type cytokines and promotes both IL-4 production and membrane CD30 expression in established Th1 cell clones. J Immunol 1995;155:128-33.

15. von Mutius, Martinez F, Fritsch C, Nicolai T, Reitmeir P, Thiemann HH. Skin test reactivity and number of siblings. BMJ 1994;308:69-5.

16. Sigurs N, Bjarnason R, Sigurbergsson F, Kjellman B, Bjorksten B. Asthma and immunoglobulin E antibodies after respiratory syncytial virus bronchiolitis: a prospective cohort study with matched controls. Pediatrics 1995;95:500-5.

17. Sigurs N, Bjarnason R, Sigurbergsson F, Kjellman B. Respiratory syncytial virus bronchiolitis in infancy is an important risk factor for asthma and allergy at age 7. Am J Respir Crit Care Med 2000;161:1501-7.

18. Strannegard IL, Larsson LO, Wennergren G, Strannegard O. Prevalence of allergy in children in relation to prior BCG vaccination and infection with atypical mycobacteria. Allergy 1998;53:249-54.

19. Yilmaz M, Bingol G, Altinas D, Kendirli SG, Correlation between atopic disease and tuberculin responses. Allergy 2000;55:664-7.

20. Wickens K, Pearce N, Crane J, Beasley R. Antibiotic use in early childhood and the development of asthma. Clin Exp Allergy 1999;29:766~771.

21. Global strategy for asthma management and prevention, GINA, 2002.

22. Bjorksten B. The environmental influence on childhood asthma. Allergy 1999;54 Suppl 49:17-23.

Childhood Asthma

제5장

소아 천식의
여러 가지 원인

천식 증상은 생후 첫 해에 흔히 유발된다. 3세 이내에 하기도 천명이 있었던 소아들 중에, 약 40%가 반복적인 천명이 6세까지 간다. 따라서 어린 영아기에 천명이 일시적인 현상인지 전형적인 천식으로 진행 위험군인지 확인한다는 것은 중요하다. 그러나 소아 천식의 다양성과 역동적인 증상 때문에, 그리고 소아 천식을 진단할 수 있는 특징적이고 예민한 표식자(sensitive markers)의 결여로 진단이 쉽지 않다. 이제까지 천식 진단에 있어 유전적인 표식자(genetic marker)와 역학적인 위험 요인(epidemiologic risk factors)들을 확인해 왔으나 개개인의 천식 유발을 예견하고 진단하는 데 아주 유용하지는 않다.

소아 천식의 원인 역시 다양하여 천식 발생에는 자율신경적(autonomic), 면역학적 (immunologic), 감염성(infectious)으로, 내분비적(endocrine), 그리고 정신심리적 (psychologic emotional) 요인이 각기 다른 개체에 따라 여러 정도로 관련되어 생기는 복합 원인인 질환이다.

1. 자율신경적 원인

호흡기에서 기도 내경을 조절하는 것은 신경과 체액성 작용의 지배와 균형(neural and humoral forces balance)에 따른다.

① 기관지를 수축하는 신경 작용은 자율신경 중 콜린계(cholinergic portion)를 통해서 이루어지게 된다. 기침과 자극 수용체(cough and irritant receptor)로 불리는 기관지 상피세포 내에 vagal sensory endings이 각기 분포되어 있는 부위에 따라 reflex arc의 afferent limb을 자극하며, efferent end에서 기관지 평활근을 수축시킨다. 반면 vasoactive intestinal peptide(VIP) neurotransmission이 기관지 평활근을 이완시킨다.
② VIP는 기도의 내경(patency)을 유지하는 데 주된 역할을 한다.

체액성 요인은 기관지를 확장시키는 편으로 베타-adrenergic recepters에 작용하는 endogenous catecholamines이 포함된다. 그러나 histamine이나 leukotrienes같이 면역

학적 반응으로 유리된 극소적인 체액 물질은 직접 기도 평활근에 작용해서 기관지 수축을 야기하거나 혹은 vagal sensory recepters를 자극해서 기도 수축을 일으킨다.

③ 극소적으로 생성된 adenosin도 특정 수용체에 결합하여 기관지 수축에 관여하는데, 천식에 흔히 사용되는 methylxanthines제 약물은 adenosin 결합 부위에 경쟁적으로 작용하여 기관지 수축을 억제시킨다.

④ 천식에서는 비정상적인 베타—adrenergic recepter-adenylate cyclase기능으로 인한 adrenergic 반응 감소를 보이며 또한 백혈구상에 베타—adrenergic 수용체의 수적 감소로 인해 베타— 항진제에 대한 반응이 감소되는 구조적 요인이 있다.

⑤ 한편 천식 기도에는 cholinergic 작용이 증가되거나 자극 수용체(irritant recepters)에 어떤 내인적 요인이 있어서 일반적으로 어떤 자극에 대해 반응하는 정상적인 한계치(threshold)가 낮다고 본다.

2. 면역학적 요인

① 일부 외인성 혹은 알레르기(extrinsic or allergic) 천식에서는 환경 요인인 집먼지 진드기, 꽃가루 포자, 혹은 동물의 비듬 등에 노출된 후에 발작이 오는데 이러한 환자들은 항상은 아니지만 흔히 혈청 총 IgE치와 해당 알레르겐에 대한 특이 IgE치 양자의 농도가 다 높다.

② 한편 임상적으로 천식 증상을 가진 다른 환자에서 총 IgE치도 낮고 IgE의 관여 근거가 없고, 따라서 알레르기 피부 반응 검사도 음성이며, 혈청 특이 IgE도 음성인 경우를 내인성(intrinsic) 천식으로 부르는데 이러한 형태는 가장 흔히 생후 첫 2세 이내의 연령군이나 나이든 성인들로 늦게 시작된 천식 환자에서 볼 수 있다. 그러나 내인성과 외인성 천식 모두에서 기본 면역 매개물로 인해 야기된 기도 염증 반응과 기도 점막의 손상 등은 동일하기 때문에 두 군간에 구별은 지극히 인위적이다.

다만 외인성 천식에서는 면역 매개물을 유리하는 것으로 보는 자극물 찾기가 쉽다는 점이 있을 뿐이다.

3. 감염성 요인

바이러스가 천식에 가장 중요한 감염성 유발 요인이다. 생후 초기에는 RSV와 parainfluenza virus 감염이 가장 흔한 요인으로 작용하며, 연령이 증가하면서 rhinovirus와 influenza virus가 중요하다.

바이러스가 기도 내에 cholinergic계에 afferent vagal recepters의 자극을 통해 천식을 일으킨다. 그러나 모든 RSV 호흡기 감염이 천식을 유발하는 것은 아니며, RSV에 대한 IgE 반응이 RSV 감염과 같이 온 천명 소아에서는 생길 수 있으나 천명을 동반하지 않은 RSV 호흡기 감염에서는 RSV에 대한 IgE 반응이 생기지 않는다.

4. 내분비적 요인

천식은 임신과 월경과 관련해서 나빠진다. 특히 월경 전에 나빠지거나 폐경기 여자에게서 발병한다. progesterone은 천식을 악화시킬 수 있으며, 확실한 기전이 밝혀지지는 않았지만 thyrotoxicosis 때도 천식이 악화된다.

5. 정신심리적 요인

정신심리적 요인이 천식 소아나 성인에게서 증상 유발 요인이 될 수 있다. 가까운 가족의 사망으로 심한 충격을 받은 후 천식 발작이 유발된 경우가 있으며 이를 뒷받침하는 많은 논문이 발표되었다. 스트레스가 Th1/Th2 균형을 변화시켜 Th2 면역계로

cytokines pattern을 변화시키며, 스트레스 받는 중에 catecholamine이 유리되어 c-Amp의 세포 내 수치를 높여서 면역계를 변화시켜 천식을 악화시킨다.

그러나 정신・심리적 영향이 다른 만성 장애가 있는 소아들보다 천식 소아에서 더 흔히 문제되지는 않는다.

참고문헌

1. Behrman, Kliegman, Jenson. Nelson Textbook of pediatrics. 16th ed. Philadelphia:WB Saunders Co. 2000:645-79.
2. Martinez FD, Helms PJ. Type of asthma and wheezing. Eur Resp J 1998;27:S3-S8.

Childhood Asthma

제6장

소아 천식의 다양한 증상

1. 다양한 증례

다연이, 영훈이, 호재, 현준이 그리고 희경이 모두 천식을 앓고 있으나 그 발병과 증상·징후 검사 소견 등이 매우 다양한 형태를 보이는 만성 호흡기 증상을 나타내고 있다.

증례 1 : 6세 다연이는 정상 분만으로 태어나서 생후 3개월경부터 얼굴에 습진을 보이는 것 외에는 비교적 잘 자라다가 8개월 때 세기관지염으로 입원 치료한 병력이 있다. 그 후 10개월경부터 2세 반까지 거의 한 달에 며칠간은 기침, 쌕쌕거림, 가래로 병원에 다녀야만 했다. 그 후 약 1년간 병원에 다니는 횟수가 줄어들다가 4살 때 mycoplasma 폐렴으로 입원한 후 다시 쌕쌕거림이 반복되었고 한 달에 1~2번 기침가래 혹은 발열로 병원에 다닌다. 가족 중에 오빠가 어려서 천식과 부비동염이 있었다. 다연이 얼굴 피부는 좀 나아졌으나 팔, 다리, 몸은 점차 나빠져서 거의 전신이 가렵고 간혹 피부 가려움 때문에 보채서 잠을 설치기도 한다. 다연의 알레르기 항체 검사 소견에는 집먼지 진드기 두 종류 D.pternyssius(D.p), D.farinae(Df)에 각각 2+ 양성 반응과 계란 흰자에 1+ 소견을 보였다.

증례 2 : 3세 영훈이는 3.4kg, 제왕절개술로 태어나 비교적 순조롭게 자랐으나 돌이 되면서부터 아토피 피부염이 귀 주위와 몸에 생기고, 그 후 감기에 걸리면 쉽게 나아지지 않고 가래, 기침, 쌕쌕거림, 중이염이 반복되어 약물 치료하면 좋아지는 듯하다가 다시 재발해서 거의 한 달 내내 약을 먹고 있어 부모의 걱정이 대단하였다. 더구나 소아과에 가면 천식기가 있다고 하고, 이비인후과에 가면 중이염이라고 하고 또 다른 곳에서는 축농증이라고 하여 치료하고 있으나 그 동안 뚜렷한 호전이 없었다. 알레르기 항체 검사는 모두 음성이었고, 가족력에서 외할아버지가 천식이 있을 뿐 부모는 이상이 없었다.

증례 3 : 7세 호재는 2.7kg 쌍생아 중 둘째로 태어나서 4세 때 폐렴을 앓은 후부터 찬바람만 쏘이면 갑자기 기침과 쌕쌕거림으로 잠을 설치고 며칠씩 고생하며 호흡 곤란으로 응급실에 간 적이 2번 있었고 천식으로 입원한 병력이 있다. 특히 뛰기만 하면 발작적인 기침과 숨이 막혀 주저앉을 때가 많다. 몸무게는 정상보다 크고 눈만 뜨면 뛰는 것이 생활이라 늘 땀을 많이 흘려 쉽게 감기 걸린다고 했으며, 호재는 병력상, 그리고 운동 부하시험으로 뚜렷한 운동 유발성 천식을 수반하고 있었다. 알레르기 항체 검사에서 집먼지 진드기 Dp 3+, Df 4+소견을 보였으나 식품에는 음성이었다. 가족 중에 쌍둥이 첫째가 기침을 역시 자주 하는 편이나 쌕쌕거림으로 응급실에 간 적은 없었고 가족 중 할아버지가 기관지가 나빴다는 것 외에 특기할 사항은 없다. 최근 1개월 전에 쌕쌕거림의 급성 천식 발작이 있어 응급실에서 산소 투여 및 약물 주사 치료를 받았다.

증례 4 : 6세 현준이는 콧물, 코 막힘으로 시작된 감기로 1주일간 고생하였으며 기침을 주로 밤에 많이 하여 인근 의원에서 2일분 감기약을 먹던 중 점점 더 심해져서 기침으로 밤에 잠을 잘 수가 없고, 가슴이 아파서 병원에 왔다. 쌕쌕거리거나 뚜렷한 호흡 곤란 증세는 없었다. 과거력에서 2.9kg 제왕절개술로 출생하였고, 10개월에 후두염으로 입원한 후 일상생활에 별 지장은 없으나 밤만 되면 기침을 자주 했다. 알레르기 항체 검사에는 계란 흰자 1+, 우유 1+ 외 모두 음성이었으며, 가족력에 어머니가 알레르기 비염이 있어 치료중이다. 현준이는 천식 약물 치료로 현저한 효과를 볼 수 있었다.

증례 5 : 13세 중학교 1학년 희경이는 응급실로 내원하여 산소 투여 등 급성 천식 발작 치료를 한 환아로 환자 본인이 쓴 자신의 증상 기록이다. 희경이는 밤에 학원 수업이 끝나고 버스 정류장에서 집으로 걸어오고 있는데 굉장한 매연을 내뿜는 버스가 지나갔다. 12월의 추운 저녁이었고 지난 일주일 동안 시험기간인 데다 2주 전부터 감기까지 걸려 고생하고 있었다. 점점 코가 막히고 가슴이 답답함을 느끼고 있었던 차였다. 갑자기 희경이는 숨쉬기가 더 힘들어지면서 쌕쌕거리고 헐떡거림을 느끼게 되었다. 희경이는 숨을 쉬기 위해서 멈추어 서야 했고 숨을 몰아쉬자 차가운 공기가 폐 속으로 들어가는 것을 느꼈으며, 점점 더 숨을 쉬기가 어려웠다. 코는 완전히 점액이 꽉 차서 막혀 버렸으며 숨쉴 때마다 가슴이 아프고 입으로 호흡하려고 노력할수록 가슴이 더 조여듬을 느낄 수 있었다.

희경이는 기침을 하기 시작하였고 기침을 할수록 증상이 더 심해지고 숨쉬기가 어려

왔다. 어쨌든 기침을 하고 숨을 몰아쉬면서 간신히 집에 도착하여 집안에 따뜻한 공기 속에서 몇 분 지내자 좀 나아졌으나 가슴은 여전히 아팠고 목도 아팠으며, 이러한 상황이 계속되는 동안 질식할 것 같았다. 응급실로 오는 도중 기관지가 막힐 것 같아 너무나도 겁이 났다고 했다. 희경이도, 그 애 엄마도 이렇게 무서운 상황은 이번이 처음이었다고 했다. 희경이의 알레르기 항체 검사에서는 Dp 4+, Df 5+, cat 1+였다.

희경이의 첫 번째 천식 발작은 차가운 공기와 버스 매연에 의해서 유발되었다. 그러나 희경이의 병력을 청취하면서 꽤 오랫동안 천식을 발달시키고 있었음을 알 수 있었다. 초겨울부터 내내 조금씩 기침을 하고 있었고 거의 밀폐된 집안 환경에서 지내고 있었기 때문에 집먼지 진드기에 감작되어 있었을 가능성이 높았고 기도가 점차적으로 염증이 생긴 상태였다고 판단되었다. 이러한 염증 반응으로 이미 기도가 어느 정도 좁아져 있었고 과다한 점막의 부종 및 분비물이 차 있었던 상태로 볼 수 있다.

희경이의 경우 이러한 잠재적 상황에 도달하게 됨에 따라 보다 쉽게 천식 발작을 일으킬 수 있는 여러 가지 요인인 찬 공기, 매연의 흡입 등 환경적 노출 혹은 특정 식품 등과 같은 천식 유발인자들에 보다 더욱 쉽게 민감해질 수 있었다. 희경이의 경우 두 가지 유발 인자가 있었다. 겨울의 차갑고 건조한 공기와 버스의 매연, 이 두 가지 요인들은 희경이의 천식의 원인은 아니다. 단지 희경이의 천식 발작 유발 요인이다. 희경이 옆을 지나가던, 천식이 없는 다른 사람들도 차가운 공기와 버스 매연을 들이마셨지만 천식 발작을 일으키지는 않았다.

위에서 열거한 예보다 훨씬 더 많고 다양한 형태의 소아 천식 증상을 경험하게 된다. 따라서 소아 천식의 진단적 접근은 연령에 따른 차이뿐만 아니라 개개인마다 개인적인 형태의 증상이 있음을 감안하여 개인에게 초점을 두고 관찰해야 한다. 또한 자신의 상황을 충분히 설명할 수 있는 연령에서는 증례 5처럼 자신의 증상을 글로 쓰도록 권할 필요가 있다.

2. 소아 천식 환자의 숨쉬기

정상적으로 호흡은 우리 생명 과정 중 어느 정도 우리가 통제할 수 있는 면이 있지만 거의 무의식적으로 하는 활동이다. 심장 역시 특별한 약제를 복용하지 않는 한 사람의 선택에 의해서 박동하지 않으며, 우리 의지에 의해 심장 박동을 느리게 하거나 빠르게 할 수 없다. 또한 우리 몸을 타고 흐르는 혈액 및 혈압도 우리가 특별한 약제 없이 조절할 수 없다.

더군다나 근육의 움직임도, 소화력도 자동적으로 이루어져 우리가 통제할 수 있는 부분은 거의 없다. 한편 호흡은 자동적으로 이루어지지만 비교적 쉽게 호흡하는 방법을 조절할 수 있다. 깊게 혹은 얕게 또는 빠르게 천천히 호흡할 수도 있다. 정상적으로 대부분 사람들은 심박동이나 소화처럼 호흡을 의식하지 못한다. 그러나 천식 발작을 경험하는 사람들은 호흡에 모든 초점을 맞추고 노력하면서 숨을 쉰다는 점을 환자나 부모나 의사들은 기억할 필요가 있다.

천식 발작 동안 초기에는 공기가 폐로 들어오는 것을 막을 정도의 심한 기도 점막의 부종은 나타나지 않는다. 오히려 폐 속의 공기가 밖으로 나가는 것을 막는다. 즉 일반적으로 숨을 내쉬는 것이 힘들고 어렵다. 점차 더 나빠지면서 기관지가 많이 부어오르고 폐에서는 나가지 못한 공기가 너무 가득 차게 되어 심한 천식 환자는 숨을 내쉬는 것뿐만 아니라 숨을 들이 마시는 것도 힘들어 할 수도 있다.

이런 상황이 되면 기관지 근육과 다른 호흡 보조근육들이 공기 이동에만 모든 힘을 써야 할 만큼 기도가 좁아져 있기 때문에 숨을 쉬는 데 많은 어려움이 따르게 된다.

3. 소아 천식 임상 증상의 다양성

(1) 천식의 발병은 급성이거나 혹은 서서히 온다.

① 급성 발작은 흔히 자극물에 노출되었을 때 생기는데 찬 공기나 강한 냄새(흡연,

페인트 냄새 등), 각종 항원 혹은 화학약품(aspirin 혹은 sulfites) 등에 노출되었을 때 나타난다. 이때 기도 폐쇄는 노출 후 수분 내에 갑자기 생기며 이때는 대개 큰 기도에 평활근 수축으로 인한 것이다.

② 바이러스 감염으로 인한 천식은 발병이 비교적 서서히 며칠에 걸쳐서 기침과 쌕쌕거리는 천명의 빈도가 증가되면서 점차 심해지는 경향을 보인다.

③ 기관지 내경(airway patency)이 밤에 감소되기 때문에 많은 소아들이 밤에 천식 발작이 더 생기기 쉽다.

④ 소아 천식의 증상과 징후는 기침, 특히 발작 초기에는 마른 기침(non productive)을 하며, 가슴 답답함, 천명, 호흡이 빨라지거나 숨찬 증상 즉 호흡 곤란(dyspnea)이 생긴다. 점차 호기가 길어지고 호흡 보조근을 사용하면서 숨을 쉬게 된다. 즉 정상적으로는 우리가 숨쉬는 것을 의식하지 않고 호흡하고 있으나 천식 발작시에는 노력하며 호흡하게 된다.

⑤ 그러나 천식 증상이 천명 없이 기침만 있는 경우도 있을 수 있다. 반면 기침이 없이 천명만 있는 경우도 있어 이때 소아가 보채지 않으면 부모나 보호자가 쌕쌕 소리, 즉 천명을 알아차리지 못하기도 한다. 또한 큰 소아에서는 급성천식 중에도 기류 흐름의 제약이 없어 천명이 잘 안 들릴 수 있다.

⑥ 또한 환자가 극심한 호흡 곤란 상태에 빠지면 천식의 기본 증상인 천명이 없어질 수 있는데 천명은 기도 수축 및 부종으로 좁아진 기도로 공기가 어렵게 통과할 때 나타나는 소리이다. 그러므로 극심한 기도 폐쇄로 공기 유통이 안 될 때는 천명이 없어질 수 있다. 따라서 이러한 환자에게 기관지 확장제로 치료한 후 기도 폐쇄가 일부라도 호전되고 공기의 유통이 어느 정도 가능하게 되어야 천명이 다시 들리게 된다.

⑦ 기도 폐쇄가 점차 심해지면 호흡이 너무 가빠져서 환자는 말하기도 걷기도 힘들어진다. 심한 기도 폐쇄가 있는 소아는 등을 구부리고, 숨쉬기 좀더 쉽게 하기 위해 삼각 체위(tripod-like sitting position)로 앉기를 원한다.

⑧ 호기가 더욱 힘들어지는데 이는 숨을 들이마실 때는 기도 내경이 커졌다가 숨을 내쉴 때는 기도 내경이 좁아지기 때문이다. 즉 체크 밸브식의 기도 폐쇄 현상이 된다.

⑨ 특히 어린 천식 소아들 중에 복통을 흔히 호소하는데 이는 아마도 복근과 횡경막

근육의 과다한 사용 때문으로 본다. 또한 흔히 토하기도 하는데 토하고 나면 일시적으로 증상이 약간 좋아진다. 간혹 간과 비장이 폐의 과팽창 때문에 만져지는 경우도 있다.

⑩ 더욱 심해지면 드물게 청색증을 보이기도 하며, 흔히 빈맥과 간혹 기이맥(pulsus paradoxus) 등이 심한 정도의 단계에 따라 여러 정도로 나타난다. 기도 폐쇄로 초래된 청색증은 동맥혈 산소 분포(arterial dxygen saturation)가 85% 이하란 뜻이다. 이때는 대개 쇄골위의 함몰(supraclavicular retraction)과 늑간 함몰(intercostal retraction)이 심하게 나타난다. 기이맥은 흡기와 호기중에 systemic arterial blood pressure의 차이로, 정상에서는 10mmHg를 넘지 않는다. 급성 천식 발작중에는 흔히 증가되며, 10mmHg 이상 초과되면 기도 폐쇄의 중증도의 지표가 된다.

⑪ 심한 발작중에는 호흡이 상당히 힘들며, 환자는 심한 발한이 나타나고, 또한 경미한 발열이 막대한 호흡 운동으로 생길 수 있으며 환자는 점차 극심한 피로에 빠진다.

⑫ 발작 사이에 소아는 증상이 없어지기도 하며 이때 진찰소견에서 다른 폐 질환의 근거를 찾을 수 없는데 특히 기도 내경이 충분히 굵어진 큰 소아에서 특별한 청진 소견이 없을 때도 있다.

(2) 천식의 증상

1) 쌕쌕거림(Wheezing)

① 주로 세기관지가 좁아졌을 때 나는 소리이나, 후두가 부어서 좁아진 경우 혹은 후두와 세기관지 사이의 기도가 공기 유통하기 어렵게 좁아져 있음을 반영한다.

② 물론 천식이 아닌 경우에도 천명이 들릴 수 있다.

천식에서 천명음은 대부분 기관지를 둘러싸고 있는 평활근의 수축으로 기도가 좁아지면서 나는 소리이지만 기관지 근육 섬유 발달이 미숙한 특히 돌 전의 영아는 수축보다는 기관지 점막의 부종이 더 흔한 천명의 원인이 된다.

③ 천명음은 가슴 전체에서 들리기도 하고 부분적으로 생길 수도 있다. 또한 계속적으로 들릴 수도 있고 천명이 생겼다 없어졌다 할 수도 있다. 심지어 기관지에 염증이 있지만 천명 소리를 낼 만큼 좁아져 있지 않으면 천식에서도 천명음이 안 들릴 수도 있다.

④ 또 다른 한편으로는 호흡곤란이 있는 경우, 즉 기도의 수축과 기도 점막의 부종이 극심해지면 천식의 특징적인 징후(cardinal sign)인 천명이 현저히 없어진다. 청진상 호기성 천명이 천식이나 천식성 기관지염을 강력히 시사하나 거친 악설음(coarse crackles)도 천식의 급성 혹은 아급성 발작시 들릴 수 있다.<표 6-1>

〈 표 6-1 〉 소아에서 반복적이거나 지속적인 천명의 원인

Reactive airway disease	- Atopic asthma
	- Infection-associated airway reactivity
	- Exercise-induced asthma
	- Salicylate-induced asthma and nasal polyposis
	- Asthmatic bronchitis
	- Other hypersensitivity reactions
Aspiration	
Cystic fibrosis	
Primary ciliary dyskinesia	
Cardiac failure	
Bronchiolitis obliterans	
Extrinsic compression of airways	- Vascular ring
	- Enlarged lymph node
	- Mediastinal tumor
	- Lung cyst
Tracheobronchomalacia	
Endobronchial masses	
Gastroesophageal reflux	
Pulmonary hemosiderosis	
Sequelae of bronchopulmonary dysplasia	
"Hysterical" glottic closure	
Cigarette smoke, other environmental insults	

2) 호흡 곤란(dyspnea 혹은 shortness of breath)

적절히 숨을 내쉬지 못해서 발생되는데 충분히 숨을 내쉴 수 없다면 숨을 충분히 들이마시기도 어렵다. 즉 호흡 곤란과 빈 호흡은 천식에서 기도의 막힘을 막아 보기 위한 반응이다. 천식 발작이 심해지면 호흡이 가빠지고 짧아지는 상태가 심해져서 소아는 걷기 힘들어 하고 말하기도 힘들어 한다.

심한 기도 폐쇄가 오면 등을 구부리고, 삼각 체위를 해서 조금이라도 숨쉬기 쉬운 자세를 취하려고 한다. 이때 전형적으로는 호기가 더 어려우나 많은 천식 소아들은 숨을 들이마시기 힘든 흡기 곤란을 더 잘 호소한다.

3) 기침(cough)

① 기침은 신경 반사에 의해, 즉 무의식적으로 생기는 경우와 헛기침 같은 의식적인 기침이 있다. 실제 기침은 흡입할 때 시작하여 숨을 내쉴 때 glottis가 닫히는 것으로 일어나게 되는 현상으로 폐에 쌓이는 압력, glottis의 갑작스러운 열림은 공기의 파열을 발생시키는데 이것이 기침이다.

호흡기는 다른 장기와는 달리 끊임없이 각종 자극물, 병균, 알레르겐 등을 포함한 변화무쌍하고 흔한 대기오염 환경에 노출되어 있다. 따라서 호흡기의 방어체제는 크게 세 부분으로 나눌 수가 있는데 ⓐ기침 반사, ⓑ기도 상피세포의 섬모운동(mucociliary effort), ⓒ상기도 혈류에 의해 흡입된 공기의 온도와 습도를 조절하고 미세 입자를 제거하는 작업이다. 그 밖에 일시적으로 숨을 참거나, 반사적으로 얕은 호흡 혹은 후두경련(laryngospasm), 심지어는 이물질 유입을 막으려는 기관지 경련(bronchospasm)까지 있을 수 있다. 그러나 spasm이나 숨을 참는 것은 다만 간단한 방어에 불과하다.

② 이에 비해 기침은 호흡기를 지키는 경비견이라고 할 만큼 중요한 방어기전이다.

기침은 호흡근과 중추신경계의 작용으로 이루어지는데 주로 기도 점막 내 자극과 기침 수용체(irritant or cough receptors)의 자극으로 인한 호흡기 반사이다. 호흡기 질환 중 가장 흔한 기침의 원인은 과민성 기도 질환인 천식이다.

③ 기침 수용체가 후두, 부비동, 기관, 기관지, 위 및 외이도 등에 있다. 여기서 시작된 자극은 vagus nerve를 통해서 medulla에 있는 기침 중추를 자극해서 원심성 자극이 vagus nerve를 통해 후두 근육 기관지, 늑간근육, 횡경막, 복막근으로 전달되어 기침을 하게 된다.

④ 천식 발작시에 생기는 기침은 대체로 기관지 염증 반응으로 과다하

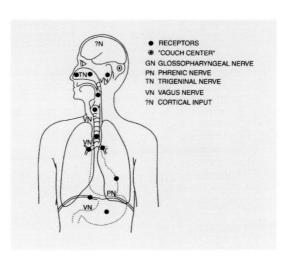

[그림 6-2] ● : 기침 수용체 부위
(대한 천식 및 알레르기학회, 천식과 알레르기 질환에서 인용)

게 분비된 가래를 제거하려는 노력으로 인한 것과 그 밖에 이물질 흡입, 먼지 입자, 강한 가스 제거를 위해서, 그리고 알레르기 염증 과정이나 감염원에 의한 염증 반응으로 인해 기침이 생긴다.

⑤ 정상적으로는 기도 점막 상피세포에 있는 섬모(cilia)운동으로 흡입된 미세 먼지나 다른 이물질을 상기도로 밀어내는 운동이 끊임없이 잘 이루어져서 폐를 깨끗하게 유지한다. 그러나 기도 내에 점막 분비물이 너무 많을 경우에는 섬모운동이 제대로 그 거담 역할을 하지 못하면서 기침반사가 일어나게 된다. 생산적인 기침은 점액을 배출시키지만 비생산적인 기침은 아무것도 배출시키지 못한다.

〈 표 6-3 〉 소아의 지속성 또는 반복성 기침에 대한 감별 진단

반복성 기침	Bronchial reactivity, including allergic asthma Drainage from upper airways Aspiration syndromes Frequently recurring respiratory tract infections Idiopathic pulmonary hemosiderosis
지속성 기침	Hypersensitivity of cough receptors following infection Reactive airway disease(asthma) Chronic sinusitis Bronchitis, tracheitis owing to chronic infection, smoking(in older children) Bronchiectasis, including cystic fibrosis, primary ciliary dyskinesia, immunodeficiency Foreign body aspiration Recurrent aspiration owing to pharyngeal incompetence, tracheolaryngoesophageal cleft, tracheoesophageal fistula Gastroesophageal reflux, with or without aspiration Pertussis syndrome Extrinsic compression of the tracheobronchial tract (vascular ring, neoplasm, lymph node, lung cyst) Tracheomalacia, bronchomalacia Endobronchial or endotracheal tumors Endobronchial tuberculosis Habit cough Hypersensitivity pneumonitis Fungal infections Inhaled irritants, including tobacco smoke Irritation of external auditory canal

⑥ 천식 발작시 기도에 쌓인 점액을 배출하려고 노력을 하지만 기도 내 분비물이 이때 탈수 현상으로 끈끈해져 결코 배출하지 못하는 비생산적인 기침을 할 수밖에 없게

된다.

⑦ 기침 성상만으로 질병 원인을 규명하기도 하나 쉽지 않기 때문에 아토피의 병력이나, 가족력이 있으면 천식 혹은 천식성 기침을 예측할 수 있다. 후비루(posterior pharyngeal drainage)는 야간 특히 새벽 기침을 흔히 동반하며, 부비동염과 같은 만성 상기도 질환을 의미한다.

⑧ 습관성 기침과도 구별해야 하는데 일반적으로 습관성 기침은 목에 이물질을 제거하려는 듯이 칵칵 하며 간혹 개 짖듯이 barking cough를 하기도 하며 대개 수주에서 수 개월 간다. 습관성 기침은 잘 때는 하지 않는 것이 통례이다.

4) 복통

특히 어린 소아에서 복통이 흔한데 이는 아마도 호흡 곤란과 기침으로 복근과 횡경막의 격렬한 사용으로 인한 것으로 본다. 환자의 연령이 높아질수록 가슴의 통증을 호소하기도 하는데 천식 발작 과정 중 가슴 근육은 물론 등과 어깨를 상당히 긴장시키기 때문이다.

5) 폐의 과팽창(hyperinflation)

천식 발작시 폐 속에 공기가 갇혀 있게 되고 적절하게 공기가 배출될 수 없기 때문에 폐가 과팽창되어 횡경막은 아래로 내려가 처지게 되며 이러한 현상으로 정상적인 호흡을 더욱 어렵게 만든다. 폐의 팽창 때문에 간과 비장을 복부에서 만질 수 있다.

폐의 과팽창의 지속으로 술통흉곽 모양의 기형(barrel chest deformity)을 나타낼 수도 있는데 이러한 소견은 만성적이고 지속적인 기도 폐쇄 징후(unremitting airway obstruction sign)이다.

6) 구토와 탈수

천식 소아는 자주 토하는데 토하고 나면 일시적으로 증상이 호전되기도 한다.

탈수(dehydration)는 빠르게 숨을 쉬는 것만으로도 신체에 탈수 현상을 가져온다. 거기에 숨이 차서 혹은 기침으로 먹지 못하여 천식 발작시에는 어느 정도의 탈수를 동반한다. 또한 천식 발작이 있는 동안 감염으로 인해 이차적으로 열이 생기면서 결국에는 점막의 문제가 더 악화되고 탈수도 더 심해진다. 이러한 이유로 천식 환자에게 수분 공급은 필요하고 중요하다.

개인마다 다양하고 역동적인 소아 천식 증상 때문에 소아 천식의 정확한 조기진단은 쉽지 않다. 개인마다 다양한 병력과 증상 및 경과를 나타낼 수 있기 때문에 소아 천식은 개별적인 접근이 필요하다.

참고문헌

1. Behrman, Kliegman, Jenson. Nelson Textbook of pediatrics. 16th ed. Philadelphia:WB Saunders Co. 2000:645-79.
2. Pearson MG, Ryland I, Harrison BD. National audit of acute severe asthma in adults admitted to hospital. Standards of Care Committee, British Thoracic Society. Qual Health Care 1995;4:24-30.
3. 홍창의. 소아과 진료. 제8판. 고려의학, 1999:881-98.

Childhood Asthma

제7장

소아 천식의 진단

소아 천식은 원인의 다양성 때문에 확실히 진단할 수 있는 간단한 검사 방법은 아직 없다. 대부분 질병이 그렇듯이 천식 환자도 태어나면서부터 천식 증상이 있는 것은 아니다. 어떤 인자에 의해서 발병하게 되는데 그 인자에 대해서 아직까지는 유전 인자와 환경 인자로 설명되고 있다. 즉 소아 천식은 유전적 소인이 있는 아기에게 환경 인자와 그 외 다양한 인자들의 노출에 의해서 병태가 생기고 변화해 간다고 보고 있다.

소아 천식은 알레르기의 관여가 많은 부분을 차지하는데 알레르기 질환의 발병이 특히 소아에서는 연령과 함께 신체의 여러 부위(피부, 기관지, 코, 눈)에서 연령에 따라 또는 개인에 따라 변화해 가면서 나타나는데 이러한 현상을 알레르기 행진(allergic march)이라고 한다. 또한 이들 알레르기 질환은 알레르기 행진 과정에서 소아기의 마지막, 즉 사춘기 무렵에 증세가 없어지는 경우도 생긴다. 소아 천식의 발병 과정과 병증세의 흐름이 환자 개인마다 다를 수 있어 개개인마다 자세한 병력에서부터 진단이 시작되어야 한다.

알레르기 질환의 발병 배경을 보면 알레르기는 전신 질환(systemic disease)의 일환으로 그 뿌리는 신체 복합 면역계(body's complex immune system)에 있다. 따라서 알레르기 비염 환자가 더 흔히 천식이나 아토피 피부염 또는 음식물 알레르기를 동반함을 볼 수 있다.

정상인에서는 면역계의 세포 복합망(cell complex network)이 일정하게 신체 균형을 유지하기 위해 우리 몸에 해로운 감염 등과 대응하여 신체 건강을 유지해 가고 있다. 즉 신체 면역계의 중요한 두 기능을 보면 이물질(예: 항원, 미생물 등)을 인식하는 것과 그것에 반응하여 대응하는 역할이다. 그런데 불행하게도 이러한 우리 몸의 면역계가 간혹 과반응하는데 이로 인해 생기는 관절염(arthritis), 당뇨병(diabetes) 같은 자가면역 질환(autoimmune disorders)이 있고, 또는 꽃가루, 동물의 비듬, 집먼지 진드기, 식품 단백 같은 일반적으로 해롭지 않은 물질에 대해 과반응하여 초래되는 현상이 알레르기 질환이다.

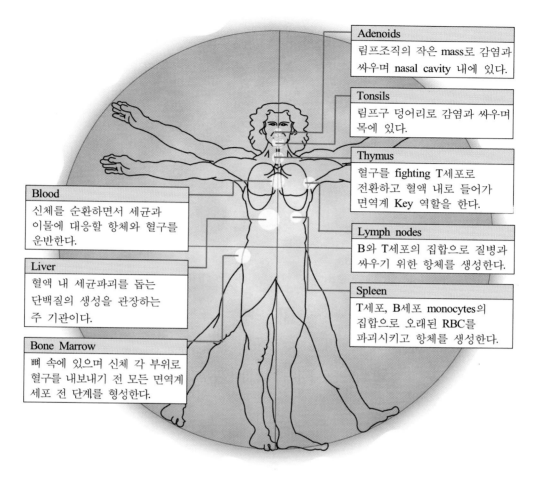

Adenoids
림프조직의 작은 mass로 감염과 싸우며 nasal cavity 내에 있다.

Tonsils
림프구 덩어리로 감염과 싸우며 목에 있다.

Thymus
혈구를 fighting T세포로 전환하고 혈액 내로 들어가 면역계 Key 역할을 한다.

Lymph nodes
B와 T세포의 집합으로 질병과 싸우기 위한 항체를 생성한다.

Spleen
T세포, B세포 monocytes의 집합으로 오래된 RBC를 파괴시키고 항체를 생성한다.

Blood
신체를 순환하면서 세균과 이물에 대응할 항체와 혈구를 운반한다.

Liver
혈액 내 세균파괴를 돕는 단백질의 생성을 관장하는 주 기관이다.

Bone Marrow
뼈 속에 있으며 신체 각 부위로 혈구를 내보내기 전 모든 면역계 세포 전 단계를 형성한다.

[그림 7-1] 신체 정상 면역 기관

1. 병력 조사

모든 질환에 있어 병력이 중요하지만 특히 소아 천식 진단은 환자의 현 병력과 과거력, 출생, 수유, 가족력 등의 자세한 조사와 기록이 필수적인 요인이 된다. 뿐만 아니라 사용했거나 사용하고 있는 약제에 관한 조사와 기록도 필요하다. 그 외 가족상황(형제 수 등), 주거환경에서 난방 상태, 침구 상태(베개, 이불 등) 양탄자와 소파 유무, 애완동물 유무, 식품류의 조사 등을 기록하며, 필요에 따라 식품에 대해서 음식일기와 증상일기가 도움이 될 수 있다.

병력 기록 방법에 있어 천식 증상은 지난 2년 이내에 보인 증상을 현증으로 보고, 2년 전에 있었던 증상을 과거력으로 분류하며, 그 내용을 자세히 기록한다. 그 방법은 아래와 같다.<표 7-2>

<표 7-2> 증상 기록 방법

1) 숨찬 증상이 있었는지?
   있었으면 몇 번 있었는지?
   숨찬 증상의 정도와 시기 및 기간은?
   호흡 곤란으로 응급실 방문한 적이 있었는지? 몇 회였는지?
   입원 경력 혹은 중환자실 입원 경력은?
   산소 투여받은 적이 있는지?
2) 기침한 기간, 언제 주로 기침이 심한지, 기침 형태는?
3) 가래가 있는지 색깔?, 양은?
4) 천명 유무와 언제? 기간은? 과거 천명의 유무와 횟수는?
5) 콧물, 코 막힘, 재채기, 후 비루 등 코 증상 동반 유무?
6) 증상이 간헐적으로 있는지 혹은 일년 내내 증상이
   지속되는지?
   하루 중 주로 언제 증상이 나타나는지?

이렇게 자세한 병력 조사는 불필요한 검사를 줄일 수 있을 뿐만 아니라 병력은 소아 천식 진단에 가장 중요한 단서가 된다.

(1) 영유아 알레르기 질환 진단시 주의점

① 임상에서 2세 이하 영유아에게 비염 혹은 알레르기 천식 진단을 받았다는 경우를 흔히 보게 되는데 실제 2세 이하 어린 연령에서는 알레르기 비염은 드물다. 또한 이를 뒷받침할 만한 객관적인 검사 근거 없이 알레르기 질환으로 쉽게 판단해서는 안 된다.

② 아직까지 특히 만 3세 이하에서 알레르기 질환 혹은 천식을 확진할 수 있는 검사

방법은 없다.

③ 영유아가 습진이 있거나 가까운 가족 중에 천식 혹은 알레르기 질환이 있는 경우 그 영유아가 천식으로, 혹은 알레르기 비염이 될 가능성이 높으므로 세심한 주의 관찰과 환경 관리가 요구되지만 쉽게 영유아 알레르기 진단을 과진단해서는 안 된다.

(2) 소아 천식 진단시 주의점

① 기침과 천명의 반복적인 발작이 특히 운동한 후이거나 바이러스 호흡기 감염과 동반해서 혹은 알레르기가 많은 환경에 노출에 의해서 유발되거나 악화되면 천식을 강력히 시사할 수 있다.

② 소아 천식이 천명 병력이 없는 소아에서 지속적인 기침이 주로 야간에 생기는 경우가 있는데, 이렇게 천명이 없는 경우는 대개 3세 이후 소아들에서 흔히 볼 수 있다. 그 이유는 연령 증가와 함께 기도 내경이 커지면서 기류(flow rate)가 천명을 유발시킬 정도로 좁아져 있지 않기 때문인데. 임상의들은 흔히 이러한 경우를 allergic cough, allergic bronchitis, 또는 chronic bronchitis로 잘못 명명하기도 한다.

〈 표 7-3 〉 천식 진단시에 기억할 사항

① 쌕쌕거림이 반복되는가?
② 밤에 기침으로 자주 잠을 설치는가?
③ 운동을 하고 나면 쌕쌕거리거나 기침을 하는가?
④ 쌕쌕거림, 가슴 답답함, 혹은 기침이 알레르겐이나 대기오염 노출 후에 생기나?
⑤ 감기가 10일 이상 계속되는가?
⑥ 적합한 항 천식 치료제로 증상이 호전되는가?

2. 진찰 소견

① 급성 발작의 정도에 따라 간헐적으로 가벼운 천명 그리고 혹은 기침, 가래 등 경증 천식발작에서부터 심한 천명과 함께 흉곽 함몰, 기침, 호흡 곤란이 있는 중등증 내지는 중증 천식 발작 등 천식의 심한 정도에 따라 또는 천식 환아 연령에 따라 다양한 정도의 증상을 보인다. 가벼운 발작인 경우, 영유아에게서는 쉽게 천명음이 들릴 수 있으나 5~6세 이상 큰 아이들에서는 천명 없이 가슴 답답함을 호소하거나 기침만 하기도 한다.

② 얼굴 모습에서 흔히 입을 벌리고 있으며, 특히 비염을 동반한 경우 눈 밑에 검푸른 색을 보이는 모습, 즉 allergic shinner(dark circle)를 흔히 보인다. allergic shinner 보다는 드물지만 손바닥으로 코를 문질러서 코 등에 생긴 주름이 보이기도 하는데 이러한 것을 allergic nasal crease라고 한다. 만성 기침이나 천식 증상을 보이는 소아 진료시에는 주의 깊게 동반된 다른 알레르기 질환이 있는지를 자세히 확인해야 한다. 이 때 감별해야 할 질환은 < 표 7-4 > 와 같다.

〈 표 7-4 〉 소아 천식의 감별진단

상기도
  알레르기 비염, 부비동염
  상부기도 폐쇄
  기관 및 기관지 이물
  성대 기능 장애
  혈관륜
  후두연골, 기관 협착, 기관지 협착
  림프절 종대 혹은 종괴
하기도
  세기관지염
  기관지폐 이형성증
  심장질환
기타
  위식도 역류, 연하장애
  만성 재발성 기침(면역결핍증, 해부학적 요인)
  습관성 기침

3. 검사

(1) 혈액 검사

1) 말초 혈액 검사

말초 혈액과 가래에서 호산구 증다증이 있을 수 있는데 호산구 수가 $250 \sim 400/mm^3$ 이상을 보일 때 알레르기 염증 반응을 예측한다. 천식에서 가래는 육안으로 보기에 끈 끈하고(tenacious), 고무(rubbery) 같은 흰색이다. Eosin-methylene blue 염색으로 대 개 다수의 호산구와 파괴된 세포로부터 유리된 과립을 볼 수 있다.

2) 혈청 총 IgE치

알레르기 질환을 진단하기 위해 혈청 총 IgE치를 측정하지만 뚜렷한 의미가 적용되 지는 않는다. 신생아에서 제대혈 IgE치가 $0.35\mu/l$이상 증가된 경우 향후에 알레르기 질 환이 발현될 수 있는 가능성을 예측할 수 있는 것으로 의미를 두기도 하지만 실제 임상 에서 아주 미량을 측정해야 하는 검사상의 문제점이 있고 예민도가 낮아서 선별 검사 로는 권고되지 않는다. 또한 소아기에는 연령에 따라 총 IgE치의 정상치에 차이가 많아 결과를 판정하는 데 주의를 요한다.

반복적인 천명이 있는 영유아에서 높은 혈청 IgE치는 후에 천식으로의 발전됨을 어 느 정도 예측할 수 있다고 보고되고 있지만, 천식 외에도 allergic bronchopulmonary aspergillosis, Job's syndrom, cystic fibrosis 등을 의미할 수도 있다.

3) 혈청 특이(serum specific) IgE

① 흡입 항원에 대해 90% 이상 높은 sensitivity와 specificity를 나타내며 알레르기 천식 진단에 유용한 방법 중 하나이다. 대개는 한 가지 이상 또는 몇 개의 흔한 알레르 겐에 대하여 검사를 시행한다.

② 이러한 검사 방법에는 비교적 정밀한 검사로 CAP(capsulated allergen product)

test로 500여 종의 특이 IgE 항체를 검사할 수 있으며, RAST(radioallergosorbent test) 와 FAST(flurorescent allergosorbent test), 그리고 선별 검사인 MAST(multiple antigen simultaneous test) 방법 등이 있다.

③ 영아기에서는 알레르기 감작(allergic sensitization)이 흔히 식품 알레르기와 연관되어 나타나며, 그 외 흡입 항원에 대해서는 드물게 양성반응을 보일 수도 있으나 이 연령군에서는 일반적으로 실제 알레르기 영아에서도 음성으로 나타나는 경우가 많다. 뿐만 아니라 이러한 혈청 특이 IgE항체 양성 결과를 보이는 경우에도 증상과의 상관관계가 없으면 그 질병의 원인으로 쉽게 판정해서는 안 된다.

④ 이 검사는 알레르기 피부 반응 검사에 비해 환자가 사용한 약물이나 환자의 상태에 따라 검사 결과에 영향을 덜 받는다는 장점이 있으나, 피부 반응 검사보다 높은 비용이 든다는 단점이 있다.

4) 기타

그 외 임상 적용은 어렵지만 시도되고 있는 방법으로는

① 알레르기 marker를 조사하는 방법으로 호산구로부터 유리되는 단백질 검사다. 혈청 혹은 기도 점막 분비물에서 ECP(eosinophil cationic protein), EPO(eosinophil peroxidase), EPX(eosinophil protein X) 측정 등도 알레르기 천식 진단에 도움이 될 수 있다.

② cysteinile leukotrienes 특히 소변에서 leukotriene E4치가 천식 환자는 높게 나타난다.

③ 순환혈액중 sICAM-1과 adhesion molecules의 다른 soluble component가 앞으로 머지않은 장래에 어느 정도 이용되리라 본다.

④ 소아 천식에서 circulating T-cell activation의 표시인 soluble IL-2 receptor(sIL-2R) 의 상승도 의미 있는 것으로 알려졌다.

5) 혈액 가스 분석 검사(blood gas analysis)

호흡 곤란이 있는 천식 발작시에 PaO_2, SaO_2, $PaCO_2$ 등의 측정은 호흡 곤란이나 천식 발작의 심한 정도를 판정하는 데 유용한 지표가 된다.

(2) 알레르기 피부 반응 검사

알레르기 피부 반응 검사는 IgE-mediated hypersensitivity를 확인하는 데 이용되는 주된 진단 검사 방법이다. 지난 100년간 알레르기 증상들의 원인 측정에 주로 이용되어 왔으며 그리고 알레르겐 회피와 면역 치료에 지침이 되어 왔다.

① 피부 반응 검사는 epicutaneous, percutaneous(prick/puncture), 또는 intracutaneous로 나눈다. patch testing으로 알려진 epicutaneous test는 Type IV cell-mediated hypersensitivity skin disease, 즉 contact dermatitis 등을 조사하는 데 사용된다.

② 피부 단자 시험(prick puncture skin test)은 가장 편리하고 가장 specific하며 가장 저렴하다 . 피부 단자 시험은 등(back)이나 팔(forearm)에 요골 전면(volar surface)에 시행한다.

③ intradermal skin test는 upper lateral arm에 주로 시행하는데 sensitivity는 좀 높으나 specificity가 낮고 피부 단자 시험에 비해 위험성이 높다.

④ pollens, fungi, dust mite, foods, animal pets/dander, insects/venoms 등을 포함해서 수백 가지의 피부 반응 시약이 사용되고 있다.

다만 임상적으로 중요한 알레르겐임에도 latex, 항미생물약제(antimicrobial medication), 특이한 동물이나 식품 등 일부에서는 알레르겐을 증명할 만한 시약이 아직 없다. 이러한 경우 신선한 추출물 (fresh extracts)을 사용하기도 한다.

⑤ 1세 이하 영아에게 피부 반응 검사의 신빙성(reliability)에 대해 논란이 있으나, positive와 negative control이 있는 한, 어린 소아에게도 피부 반응 검사의 임상 적용과 평가가 가능하다. 어린 소아일수록 알레르기 피부 단자 시험의 전신적인 부작용은 드물다.

⑥ 피부 단자 시험 시행의 주의점은 다음과 같다.

- 피부 반응 검사를 받을 환자에게 베타—blocking agent의 사용은 피한다.
- 항히스타민제를 사용중인 경우 약제에 따라 일정 기간 피부 반응 검사를 피해야 한다. 가음성 결과가 나올 수 있기 때문이다.
- Intradermal test를 하기 전에 먼저 prick test를 시행한다. 반드시 intradermal

test가 필요한 경우 검사하기 전에 먼저 희석액으로 intradermal test를 시도해야 한다.

- 식품에 대한 intradermal test는 피해야 한다.
- 의사는 피부 반응 검사를 시행하고 평가하는 데 훈련되어 있어야 하며, 알레르기에 대한 교육(training)을 받지 않은 의사가 시행해서는 안 된다.
- 적합한 응급처치 기구와 약제가 준비되어 있어야 한다.
- 알려진 알레르겐 노출과 관련되어 심한 아나필락시스 증상의 병력이 있는 환자에게는 검사실 검사(in vitro) 시행을 실시하거나 확실한 주의를 요한다.
- fresh food extracts로 심한 습진이 있는 영아에게 피부 반응 검사 시행은 더욱 주의해야 하며 습진 부위에 혹은 습진 인접 부위에 피부 반응 검사는 시행하지 않는다.

(3) 폐 기능 검사

고혈압 환자가 본인의 혈압 상태를 측정하고, 당뇨병 환자가 본인의 혈당치를 검사하여 조절하듯이 천식 환자도 폐 기능 상태를 측정하여 파악하고 있어야 한다.

소아 천식은 기도 폐쇄와 기도 과민성을 증명함으로써 확진할 수 있는데 최대호기속도(peak expiratory flow rate PEFR) 측정이나 spirometry를 이용하여 진단이 가능하다. 즉 PEFR과 1초간 노력성 호기량(FEV1)이 각각 20% 이상 감소하고 기관지 확장제 투여 후 각각 15% 이상 폐 기능에 호전을 보이는 경우 천식으로 진단한다. 그러나 한 번 폐 기능 측정으로 기도 가역성이 확인되지 않는 경우에도 천식을 진단에서 제외시킬 수는 없으며 반복 검사가 필요하다. 다만 시행이 가능한 연령에서(6세 이상)만 폐 기능을 측정할 수 있다는 문제점이 있다.

1) 노력성 호기량(FEV1, FEV25~75%) 측정

대체로 6세 이상 협조가 가능한 연령에서 spirometry로 측정하게 되는데, 천식의 객관적인 진단과 증상 확인에 사용한다. 최대호기속도로 측정할 수 없는 미세한 변화도 측정이 가능하여 정확한 정보를 제공하므로 실행이 가능한 모든 천식 환자에게 측정한다. 이 검사로 기도 폐쇄 여부와 심한 정도, 치료 약제에 대한 효과 판정에 이용되며 환자에게 천식 상태에 대한 객관적인 정보를 주고 환자를 교육할 수도 있고, 질병 조절을 위한 최소 용량의 약제를 결정하는 데 도움이 된다.

2) 최대호기속도(peak expiratory flow)의 이용

① spirometry보다 정확도는 떨어지지만 폐 기능 상태를 자가 측정하는 데 유용하다. 최대호기속도를 측정할 때는 기구마다 약간의 차이가 있으므로 항상 같은 기구를 사용하는 것이 좋다. 또한 정상치는 개인마다 차이가 있으므로 본인의 정상 예측치를 조사하여 알아둘 필요가 있다.

② 본인의 정상 예측치 측정은 건강한 상태 때에 약 2주간 매일 일정한 시간에 최대호기속도를 측정하여 자신의 정상치를 알아두는 것이 필요하다. 한 개인도 아침 저녁으로, 즉 일중 변동(일반적으로 아침 측정치가 저녁 측정치보다 약간 낮다)이 있으므로 보통 2주간 오후 2시경에 측정치를 기준으로 개인의 정상 예측치를 정한다.

③ 최대호기속도 측정은 환자 본인의 의지와 노력으로 힘껏 불어야 하므로 환자의 협조가 필수적이다. 협조가 잘 안 되는 어린 소아에서 낮은 측정치가 나왔다고 해서 이를 기준으로만 치료하면 부적합한 치료가 될 수도 있음을 유의해야 한다.

④ 최대호기속도 측정 방법은 힘껏 3번 불게 하여 최대값을 취한다.

⑤ 최대호기속도 측정은 증상의 일중 변화가 심한 경우, 치료제를 바꾼 경우에 유용성이 높다. 치료계획을 세우기 전에는 약 1~2주 동안 정기적으로 최대호기속도를 측정하는 것이 도움이 된다.

이러한 폐 기능 검사는 천식 발작의 진단뿐만 아니라 약제 효과 판정에도 유용하다.

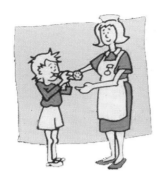

[그림 7-5] 최대호기속도 측정 방법

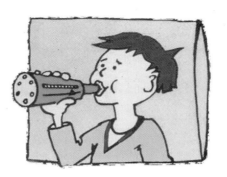

[그림 7-6] 최대호기속도 측정 방법

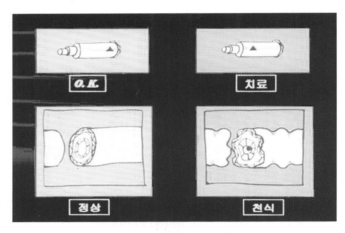

[그림 7-7] PEF 측정 상태

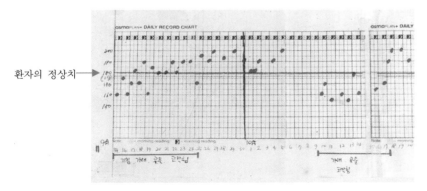

[그림 7-8] PEFR 작성 기록표

(4) 유발 검사

천식이 의심되는 환자에게 히스타민이나 메타콜린, 고장성 식염수 혹은 항원을 흡입시켜 천식 증상을 유발시켜 확진하는 방법이다. 또는 천식 치료 후 혹은 진단 목적으로 기관지 과민성을 측정하기 위해 메타콜린 유발 검사를 시행한다. 그 외 운동이나 과호흡으로도 천식을 유발시킬 수 있다. 모든 유발 검사는 응급처치가 가능한 시설에서 전문가의 감시하에 시행해야 한다.

(5) 방사선 검사

흉부 방사선 검사가 모든 환자에게 필요한 것은 아니지만, 대부분 천식 외 다른 병을 배제하기 위해서 시행하며, 천식만으로 설명되지 않는 증상이 있거나, 객담으로 인한 무기폐, 폐기종, 기흉, 이물 등이 의심되거나 천식 치료에 반응하지 않는 경우에 필요하다.
그 외 천식과 비염, 부비동염이 동반되는 경우가 흔하므로 필요에 따라 부비동 방사선 검사를 시행한다.

4. 특수한 천식

(1) 영유아 천식

천식의 정확한 진단을 위한 폐 기능 검사가 어린 영유아에게서는 시행이 어렵고 영유아기의 기관지는 기관지 근육층의 미발달로 기관지 확장제에 대한 반응 역시 뚜렷하지 않고 기도의 가역성을 증명하기가 쉽지 않아 영유아 천식 진단은 어렵다. 또 영유아기에 볼 수 있는 기도 연골연하증, 식도기관류, 혈관륜 같은 선천성 기형이나 기도 이물 그리고 흔히 보는 세기관지염, 위식도 역류처럼 천식과 관련되어 있거나 동반되는 질환들과의 명확한 감별이 쉽지 않다.

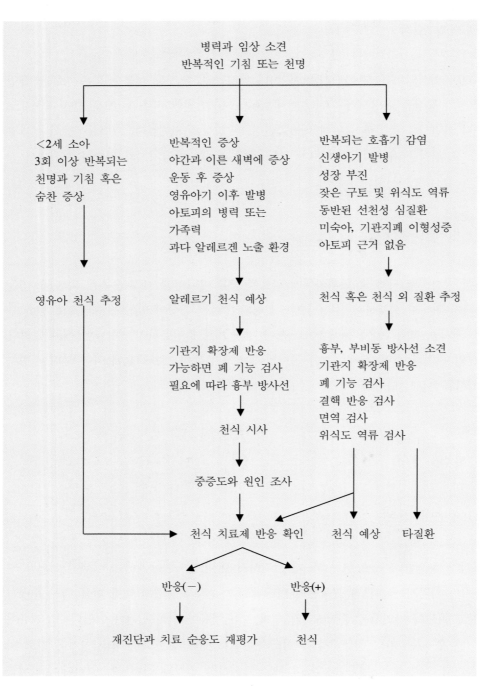

[그림 7-9] 영유아 천식 진단

① 결국 이 연령에서 천식의 진단은 지극히 임상적일 수밖에 없으며, 통상적으로 기관지 확장제에 대해 호전을 보이는 천명, 혹은 숨찬 증상이 3회 이상 반복되는 경우 영유아 천식으로 진단할 수 있다. 여기에 알레르기 질환 가족력이 있으면 더욱 확실하다.

② 영유아기에는 기도 내경이 작아서 큰 소아나 성인에 비해 기도 저항이 크며, 이로 인해 약간만 기관지 부종이 생겨도 심한 기도 폐쇄 증상이 나타나므로 RS 바이러스, 인플루엔자, 파라인플루엔자, 아데노바이러스, 리노바이러스 등의 호흡기 바이러스 감염으로, 혹은 감염 후에 오는 천명과 천식의 구별이 어렵고, 바이러스 자체가 천식의 방아쇠 인자가 되기도 한다.

③ 또한 미숙아로 초자막질환(hyaline membrane disease)이나 기관지폐이형성증(bronchopulmonary dysplasia)을 앓았거나 신생아기에 폐질환을 앓은 영유아는 후에도 상당 기간 천명과 기도 과민성이 지속되어 천식 증상을 나타낸다.

영유아기에 아토피성 천식과 비아토피성 천식을 구별할 수 있는 특별한 검사 방법이 없고, 이들 모두에게 기도의 염증 반응과 기도 과민성을 지니는 특성이 같으므로 영유아 천식에서 두 군간의 구별은 의미가 없다. 다만 영유아가 성장하면서 알레르기가 많은 환경에서 자라는 경우 나중에 알레르기 감작 현상을 볼 수 있어 이 시기에 환경에 대한 자세한 문진과 추적관찰이 중요하다.

(2) 기침형 천식(cough varient asthma)

기침형 천식은 만성적으로 기침만 하는 기관지 천식의 일종으로 주로 밤에만 기침이 빈번하기 때문에 낮 동안에 검사 결과는 정상적으로 나올 수 있다.

이러한 환자에서는 폐 기능에 변동률(variability)과 기도 과민성을 계속 측정하든지 가래 호산구 조사가 특히 중요하다.

한편 위식도 역류, 후비루, 또는 만성 부비동염은 기침형 천식과 유사한 기침이 유발될 수 있다.

진단은 운동 유발시험이나 메타콜린 등을 이용한 천식 유발 시험을 통하여 기도 과민성을 증명하는 것이 도움이 되지만 소아에게는 이러한 검사가 쉽지 않으므로 대부분 기관지 확장제와 항염증제의 투여 후 나타나는 반응으로 흔히 진단하게 된다.

(3) 운동 유발성 천식(exercise induced asthma)

소아 천식 환자의 상당수가 운동 유발성 천식을 동반하고 있다. 운동 유발성 천식의 발생기전은 명확히 밝혀지지는 않았으나 다음과 같은 기전에 의한 것으로 추정되고 있다.

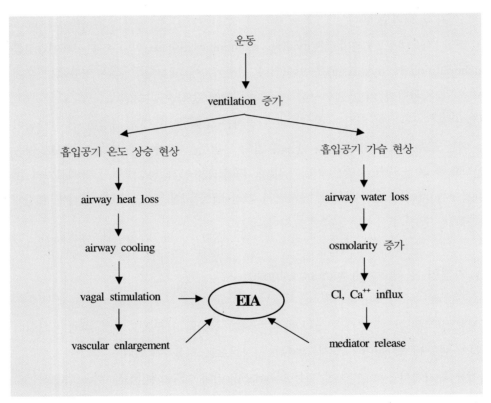

[그림 7-10] 운동 유발성 천식의 발생기전
(Allergy and Clinical Immunology International Vol.13 No.4, 2001 인용)

① 운동중 과호흡으로 인해 기도 내에 열과 수분이 손실되어 나타난다고 보고 있다.
② 운동으로 인한 과호흡으로 혈청 내 CO_2가 감소되어 기관지 수축을 일으킨다.

③ 습도가 낮은 찬 공기가 기도를 자극하여 기관지 수축을 일으킨다.

④ 운동에 의해 다량의 유산이 혈청 내에 축적되기 때문이다.

⑤ 미주신경 수용체의 과반응으로 인한 것이다.

⑥ 비만세포에서 매개체의 유리로 인해서 생긴다는 등 여러 기전의 복합 작용으로 운동유발성 천식이 생긴다고 본다.

대개 심하게 달리는 중에, 혹은 운동 몇 분 만에 발생하여 5～10분에 최고에 이르렀다가 그 후 20～30분 후에 소실되는 경우가 대부분이다. 운동 유발성 천식은 뛰기만 하면 기침하고, 쌕쌕거리거나 가슴 답답해하고 심한 경우 호흡 곤란까지 초래하기도 하는데 확진은 운동 유발 검사로 할 수 있다.

운동 유발 검사 혹은 운동 부하 시험은 실외에서 5분 이상 달리기를 하거나, 실내에서 트레드밀, 3～4층 층계 달리기 등을 이용하여 맥박수를 환자 연령 최고치의 약 80%(맥박이 170～180회/분)까지 되도록 올려서 검사한다. 운동 전과 운동한 후에 5분 간격으로 약 20～30분간 최대호기속도와 1초간 노력성 호기량(FEV1)을 측정하여 각각 15% 이상 감소하면 운동 유발성 천식으로 진단할 수 있다.

(4) 습관성 기침(Habit cough; 'psychogenic cough tic')

약물치료에 반응이 없는 기침을 수주간 혹은 수개월간 지속하는 경우 습관성 기침을 고려할 수 있다. 이때 기침은 잠이든 밤에는 하지 않으며, 기침의 양상은 '칵칵' 혹은 '컹컹' 하고 개짖듯이(harsh, barking) 하게 된다.

간혹 의사가 진료실 밖에 있으면 기침을 하지 않고 있다가 다시 환아를 주목하면 즉시 기침을 하는 경향이 있다.

기침의 시작은 대개 감기와 함께 시작되지만 기침을 끊이지 않고 오래한다.

폐에 병적 소견은 없으며, 따라서 심인성 기침(psychogenic cough)으로 불리기도 하지만 대부분 이러한 소아들에게서 특별한 감성적인 문제점을 찾을 수 없다.

치료는 흉부에 이상이 없음을 인식시키고 목이나 가슴의 근골격계 긴장을 낮추도록

하는 언어치료(speech therapy techniques)를 시행하여 기침을 감소시킬 수 있다.

참고문헌

1. 윤혜선. 소아 천식 및 아토피의 조기 Intervention. 소아알레르기 및 호흡기학회지 1999;9:139-45.
2. Behrman, Kliegman, Jenson. Nelson Textbook of pediatrics. 16th ed. Philadelphia:WB Saunders Co. 2000:645-79.
3. Silverman M, Pedersen S, Martinez F. Early intervention in childhood asthma. Eur Respir J 1998;12:1-2.
4. National Institutes of Health. Diagnosis and classification. Global Initiative for Asthma. 1995;47-61.
5. NIH: National Asthma Education and Preventive Program. Expert Panel Report 2: Guideline for the diagnosis and management of asthma. NIH Publication No. 97-4051A, 1997.
6. Global strategy for asthma management and prevention. GINA, 2002.
7. Holmstrom M. Clinical performance of fluticasone propionate nasal drops. Allergy 1999;54 Suppl 53:21-5.

제8장

Childhood Asthma

천식과 비염

비염과 천식은 소아 질환 중에 가장 흔한 호흡기 질환에 속하며, 두 질환은 대체로 동시에 혹은 연계되어 나타난다. 따라서 최근에 특히 통년성 알레르기 비염과 천식은 같은 질환인가에 대한 논의가 활발히 진행되고 있어서 실제 코와 폐의 연계성 및 동일성 또는 차이점을 살펴보고자 한다.

1. 비염과 천식의 빈도

비염과 천식의 빈도가 지난 30년간 증가되어 왔다. 알레르기 비염은 흔한 질환의 하나로 각 나라, 지역, 혹은 보고자에 따라 다양한 차이를 보이지만, 대체로 인구 중 약 40%에서 나타나며, 이 중에 계절성 비염이 최고 약 30%까지 보고되고 있고, 통년성 비염도 약 10%로 보고되고 있다. 또한 인구 중 약 21%가 비알레르기 비염으로 보고되고 있으며 이들 중 감염성 비염과 비감염성 비염 사이의 구분은 밝혀지지 않았다.

- 알레르기 비염과 천식은 각각 따로 생기는 경우보다 함께 있는 경우가 흔한데, 알레르기 비염 환자가 천식을 동반할 가능성보다 천식 환자가 알레르기 비염을 동반할 가능성이 더 높다.

- 천식 환자 중에 28~50%에서 알레르기 비염의 빈도를 보이며, 반면 비천식 환자에서는 10~20%의 비염 빈도를 보인다. 한편 알레르기 비염 환자 중 천식의 빈도는 13~38%인 데 비해 알레르기 비염이 없는 사람에서는 5~10%의 빈도를 보인다.

- 또한 외인성 천식 환자 중에 약 75%가 통년성 비염을 동반하는 데 반해 내인성 천식 환자 중에 40%에서 비염을 동반한다. 통년성 비염 환자의 약 20%가 천식이 있다. 계절성 비염은 대개 계절성 천식을 동반하며, 알레르기 피부 반응 검사로 통년성 비염은 집먼지 진드기로 인한 천식을 주로 동반한다.

- National Health and Nutritional Examination II의 보고에 의하면 생후 초기에 발병된 천식(early onset asthmatics)의 경우보다 늦게 발병한 천식(late onset asthma)에서 더 흔히 알레르기 비염이 동반된다.

- 알레르기 비염과 외인성 천식 사이의 관계는 천식의 중증도에 따른다. 지속되는

천식 발작이 있는 소아는 단지 단기간 경증 천식이 있는 환자보다 더 흔히 알레르기 비염(hay fever)에 걸린다.

- 한편 알레르기 비염이 천식을 악화시킬 수 있으며, 천식 예후에도 악영향을 준다. 실제 607명의 천식 환자 중에 79%가 계절성 혹은 통년성 비염이었으며, 천식 증상은 천식만 있는 경우보다 천식과 알레르기 비염이 같이 있는 환자에서 더욱 증상이 심했다.

- 또한 비알레르기 비염과 천식의 관계에 관한 역학조사는 비록 소수이지만 천식 병력 특히 내인성 천식이 있는 경우 비폴립이 유발되기 쉽다. 비폴립이 있는 환자의 3~72%에서 천식을 동반한다는 보고가 있다. 천식과 비폴립이 같이 있는 경우는 남자가 여자보다 2배 흔하다.

이상과 같이 천식과 비염의 빈도는 보고마다 차이가 있으나 상하기도 질환이 연계되어 나타남을 알 수 있다.

- 의학의 발전이 세분화되고 전문화되면서 아주 드문 질환 환자에 대해서는 좋은 서비스가 이루어질 수도 있지만 임상에서 흔히 접하는 질환들 중에 전신적인 진료가 필요한 많은 예에서 치료가 소홀해지고 있다. 예로 알레르기 비염과 천식 진료가 흔히 개념적으로나 실질적으로 상·하기로 나누어서 진료하기 때문에 환자 진료에 있어 다른 한쪽이 빛을 잃게 될 수도 있다.

2. 천식과 비염은 하나의 질환인가?

(1) 해부학적 및 병태생리적 비교

1) 코에서부터 폐포까지의 질환을 해부학적으로 호흡기라는 단일 시스템이라는 점에서부터 고려되어야 한다.

해부학적으로 볼 때 코, 부비동, 기관, 기관지는 모두 섬모원주상피(ciliated columnar epithelium)로 덮여 있는 같은 세포 선상에 있으며, 따라서 외부 유발 요인에 대해 비슷한 neurohumoral, immunopathological 반응을 보인다. 단지 상·하기도

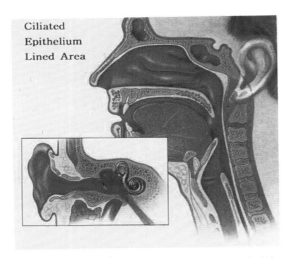

의 차이점은 상기도에는 상당한 goblet cells와 seromucinous gland가 분포되어 있으며, 여기에 autonomic, sensory nerve의 지배를 받는다.

코는 견고한 골격으로 이루어진 해부학적 구조 내에 점막층의 비후와 그리고 기도 저항을 조절하는 데 관여하는 arterio-venous shunts와 subepithelial capllary bed가 풍부한, 즉 혈관으로 차 있는 점막층으로 되어 있어서, 코는 외부에서 들어오는 공기를 걸러

[그림 8-1] 동일한 섬모원주 상피세포의 연결선상

주고, 따뜻하게 온도를 높여 주며 습도를 높여 주는 역할을 한다. 이와 유사한 병리 소견을 기관(trachea)에서도 볼 수 있으나 코에 비해 혈관 분포가 적고, 하부기도로 갈수록 기관지에서는 이러한 모습이 없다. 다른 한편 하부기도에는 코에서는 볼 수 없는 평활근으로 싸여 있다. 따라서 알레르기 비염에서 비폐쇄의 주된 원인은 증가된 점막의 혈류이며, 천식에서 기도 폐쇄의 주된 원인은 기관지 평활근의 수축이다. 그러나 어떤 알레르겐이나 자극물이 코를 자극하면 rhinosinobronchial reflex를 통해 기관지 수축을 일으킬 수 있다. 따라서 코 기능이 떨어지므로 인해 기관지와 폐에 심상치 않은 시나리오로 악화를 초래한다.

2) 천식과 비염의 병태생리적 유사점

코의 기능은 호흡, 가습(humidification), 여과(filteration)와 외부에서 유입된 공기의 온도 조절로 찬 공기가 유입되면 따뜻하게 체온에 가깝게 온도를 높이고, 냄새 맡는 작용을 한다.

여과 작용에는 nasal vestibular 내에 코털에 의해 코로 유입된 공기 중 $10 \sim 15\mu$ 이상 입자는 제거하고, $4 \sim 5\mu$ 입자(화분 입자)의 85%와 $1 \sim 2\mu$ 이하의 입자(mold spore)의 5%는 코에서 제거하며, 여기에 비 점막 섬모운동 역시 걸러내는 작용을 한다.

또한 주로 코에 점액 생성은 1일 1~2*l*이며 성분은 수분이 대부분이다. 비 점막층 (mucus blanket)에서 수용성 가스, 즉 formaldehyde, sulfur dioxide는 제거한다. 점액의 제거운동은 후 방향(posterior portion)으로 비인두로 삼키게 되며, inferior turbinate의 앞쪽부분은 전 방향으로(anterior portion) 1~2mm/분 이동되어 제거된다.

이때 점막 섬모운동 제거작용(mucociliary clearance)은 신체운동을 하거나 뜨거운 물을 마실 때에는 증가하고 수면 중에는 줄어든다.

① 비강 내에 mucosal immunity로 lysozyme, bacteriolytic enzyme, lactoferrin, secretory IgA 등이 있으며 기관지와 유사하다.

② 알레르겐 노출 후 상·하기도 내에 비슷하게 증가된 비만세포의 활성화로 인한 특징적인 급성 알레르기 반응이 생기고 각각의 기도 부위에 호산구가 풍부한 염증 반응이 일어난다.

③ 차고 건조한 공기를 입으로 흡입했을 때는 천식에서는 기관지 수축의 원인이 되고, 코를 통해 흡입했을 때는 콧물, 재채기, 코 막힘 등 비염 증상을 나타내고, 이때 코, 기관지 분비물 내에 염증 매개물을 유리시킨다. 이와 같은 소견은 아스피린 과민한 환자에게서 아스피린을 투여할 때도 동일한 현상을 볼 수 있는데 아스피린 투여 후 비강 내와 기관지 세척액 내에 cysteinyl-leukotrines 유리를 볼 수 있다.

④ 비염과 천식 모두 있는 환자에서 상·하기도 조직 생검 내에 mast cells, basophils. eosinophils들이 보이며, 이들 세포들이 알레르겐 노출 후, 노출 부위와 말초혈액 내에서 함께 증가된다.

⑤ 특히 호산구와 여기서 유리되는 단백질들과 cytokines들이 아토피가 있거나 없거나 간에 두 질환에서 중심 역할을 한다.

⑥ Th2 림프구가 기도 염증 반응 조절에 중요한 역할을 하는데 Th2 림프구의 활성화로 그 수적 증가와 동시에 adhesion molecles 역시 상·하기도에서 모두 상승된다.

⑦ autonomic imbalance 역시 neuropeptides를 유리시키고, 세포 결집에 작용하며, 표적 조직에 neural tone에 변화를 준다는 점 등의 유사점을 볼 수 있다.

따라서 해부학적 및 병태생리적 유사점과 차이점을 고려하여 비염과 천식의 약물 치료를 해야 한다.

(2) 상·하기도의 상호작용기전

비 폐쇄로 인해 코로 호흡하지 못하고 입으로 숨을 쉬는 것(oral breathing)이 비염과 천식의 상호관계를 가장 간단하게 설명한다. 코로 호흡하지 못하고 입으로 호흡이 우회되었을 때 운동을 하거나 혹은 자극물을 흡입함으로써 더 극적인 효과를 나타낸다. 이러한 상·하기도 작용기전의 설명은 다음과 같다.

〈표 8-2〉 천식과 비염의 관련 기전(mechanism of nose-lung interaction)

· Nasobronchial reflex(nasal irritants, allergen, or cold stimuli)
· Rhinovirus adhesion theory(increased susceptibility to allergic inflammation and ICAM-1 expression)
· Postnasal drip(carriage of inflammatory cytokines/mediators from nasopharynx to lower airways)
· "Migration" of T-cell responses to other tissues after initial sensitization
· Role of nitric oxide

1) 비 기관지 반사설(nasobronchial reflex theory)

상·하기도의 상호작용기전 중에는 동물과 인체 실험에서 코의 자극이 원인이 되어 기관지 수축이 야기된다는 비 기관지 반사설이 입증되었는데 silica particles, histamine, petrolatum packing, fresh pepper powder, cold air로 비점막에 노출시킨 후 nasobronchial reflex가 증명되었다.

코와 부비동 신경 수용체(neural receptors)는 trigeminal afferent와 vagal efferent arc를 통해 영향을 받는다. 또한 silica 입자를 비강 내 투여하여 생긴 기관지 수축을 trigeminal nerve 절단으로 예방할 수 있다. 또한 코에 차고 건조한 공기에 대한 기관지 반응은 anticholinergics 전 처치와 국소 마취로 차단되었으며 atrophine 주사로 기도 저항의 증가를 예방할 수 있었다. nasal osmoreceptors와 cold sensitive receptors의 존재가 근거가 된다.

2) rhinovirus adhesion theory

천식과 알레르기성 비강 내 바이러스 감염 (allergic nasal inflammatory viral infection) 사이에 연계 가능성으로, 비 점막 내에 intracellular adhesion molecule(ICAM-1)이 알레르겐 노출 후 그리고 무증상 알레르기 비염 환자에서도 증가 되었는데, 알레르기 염증 반응과 ICAM-1이 증가된 사람은 ICAM-1이 rhinovirus에 대한 수용체이기 때문에 상기도 감염에 더 잘 걸린다는 것이다. rhinovirus는 천식 발작에 기여하는 중요한 바이러스이다. 따라서 코의 알레르기 염증은 쉽게 rhinovirus에 감염이 되며 천식 악화를 촉진시킬 수 있다는 설이다.

3) 염증 매개물의 후비루

염증성 cytokines과 매개물이 nasopharyngeal drip으로 하부기도로 흡입되어 기관지 수축과 염증 반응을 초래한다는 설이다. 염증 매개물이 직접 후비루를 통해서 폐로 흡입되는 것을 동물 실험에서는 증명되었다. 그러나 사람에서는 천식과 부비동염이 있는 환자에게 radioactive material을 감염된 maxillary sinus로 antral puncture 주사해서 상·하기도 serial image로 isotope를 추적했으나 radionuclide는 인후 부위와 위장관에서는 볼 수 있었을 뿐 폐 흡입은 증명되지 않았다. 한편 코에서 야기된 inflammatory signal이 systemic circulation을 통해 염증 호발 부위에 자리잡으며, 말초혈액 내 백혈구의 상향 조절로 야기된다고도 본다.

4)

4) 알레르기 질환의 병리기전 중 림프구 특히 T세포의 역할로 알레르기 염증 반응이 다른 조직에 어떻게 감작되는가에 대한 조사에서 국소 알레르기 감작 후 알레르겐 특이 IgE항체와 전신성 생성물(products)들이 림프계를 통해 T세포가 이동되어 다른 조직에 'home in' 함으로써 상기도에서 하기도로 어떻게 알레르기 염증이 퍼지는지 설명할 수 있었다.

5) nitric oxide의 역할

하부기도에 유익한 코의 통상적인 기능은, 즉 코로 들어온 공기의 정화작용, 온도 및 습도 조절작용이다 이 외에 코와 폐에 nitric oxide의 부수적인 작용이 있다.

nitric oxide는 부비동과 비 점막에 의해 비교적 많은 양이 생성되는데, 이 nitric oxide는 코에서부터 하부기도를 덮어 폐혈관을 확장(pulmonary vasculature dilatation)시키고, arterial oxygenation을 증가시킨다. 이러한 기전이 비폴립과 만성 부비동염 때에 nitric oxide치의 감소로 이때 동반되는 심한 천식의 기전을 설명하는 데 nitricoxide의 역할이 있음을 시사한다.

(3) 천식과 비염의 원인 및 통상적인 발병 위험 요인

1) 알레르기 환자에서 비염이 흔히 천식에 앞서 있거나 대체로 천식과 같이 있다. 비염은 천식의 위험 요인이며, 천식은 비염만 있는 경우보다 호흡기 질환의 더 심한 형태로 나타나며, 또한 더욱 심한 상기도 염증 반응은 천식을 더 나빠지게 한다. 결국 비염과 천식은 호흡기의 두 부분을 침범하여 각각의 임상 증상을 나타내는 하나의 알레르기 질환으로 볼 수 있다.

〈 표 8-3 〉 비염과 천식 동반에 기여하는 개인적 요인과 환경 요인

환경적 요인	개인적 요인
알레르겐 대기오염 직접·간접 흡연 직업적 요인 영양과 감염 계절 변화 생활 방식 아스피린	유전적 요인 알레르기 가족력 동반된 아토피 기도 과민성 면역학적 요인

2) 이러한 이유로 비염과 천식 두 질환이 흔히 동반되는 것은 그 원인과 그 발병 위험 요인이 같다는 점이다. 우선, 개인적 요인(host)으로는 유전적 요인, 알레르기 가족력, 동반된 아토피, 기도 과민성, 면역학적 요인 등이 상·하기도에 동일한 원인이며,

환경 요인으로는 알레르겐들에 노출, 직접·간접 흡연, 생활 방식, 감염 등이 비염과 천식 유발에 관련된 동일 위험 요인이다.<표 8-3>

3) 환경적 요인 중에서 직업적 요인은 분자량이 큰 입자(high molecular weight agent)에 대한 직접 노출되었을 때 비염이 천식에 앞서 대개 나타난다. 결과적으로 직업성 비염환자는 알레르겐 노출을 회피함으로써 천식 예방에 도움이 될 수 있다.

4) 개인적 요인 중에서 유전과 면역학적 요인은 생후 초기에 비염과 천식의 동반 병변(comorbidity)에 기초적 역할을 한다. 또한, 가족력에 있어 비염과 천식의 빈도는 부모 혹은 형제가 이들 질환 중 한 개 또는 그 이상이 있을 때에 모두 높다. 또한 환자가 부모나 혹은 형제와 다른 유형의 아토피 질환이 있기도 하지만 대부분 그 부모와 동일한 알레르기 질환인 경우가 더 흔하다.

5) 알레르기 비염 환자는 여러 자극이나 운동으로 기관지 과민성을 보이는데 심지어 천식이 동반되지 않은 비염에서조차 기도 과민성을 보인다. 통년성 비염은 계절성 비염에서보다 더 심한 기도 과민성을 흔히 나타낸다. 반면 천식에서도 코 점막의 과민성을 나타낸다. 이러한 소견으로 미루어 동일 성상의 질환이 상·하기도에 염증 반응을 나타내는 하나의 질환(one disease)으로 볼 수 있다.

6) 여러 역학조사에서 알레르기 비염과 외인성 천식은 아토피가 기저 호발 요인임을 알 수 있으며, 아토피의 발병 연령과 관계 있는데, 6세 이전인 어린 연령기에 아토피의 출현은 소아 후기까지 천식이 지속될 수 있다는 중요한 예측 인자가 되며, 반면 늦게 발병한 아토피는 계절성 비염과 강한 연관성이 있다는 보고가 있다.

일반적으로 집먼지 진드기와 동물의 비듬은 천식과 비염의 잘 알려진 위험 인자인 반면 꽃가루는 비염의 흔한 위험 인자이다.

〈 표 8-4 〉 천식과 비부비동염과의 차이

비부비동염(코)	천식(폐)
· hair · rigid skeleton lined mucosa · 풍부한 capillary bed vessels, arterio venous thickness · nasal obstruction · histamine 효과	· Smooth muscle contraction · late phase reaction · 염증세포 침윤 · 기관지 확장제 효과
· 그 외 각종 mediator와 cytokines 작용, 염증세포로 인한 알레르기 염증 반응 · 치료에 알레르기 원인 물질 회피 · 스테로이드 효과 등이 동일함	

(4) 비염과 천식 치료의 비교

1) 실제로 비염 치료가 천식 발작을 예방한다는 수많은 논문이 발표되었다. 비록 항히스타민이 일반적으로 천식 치료에 효과가 없다고 하지만 경구용 항히스타민제 사용만으로는 혹은 비충혈제거제(decongestants)를 병용해서 치료했을 때 천식 증상과 기도과민성을 줄였고 폐 기능에 호전을 보인다는 보고가 있으며, 또한 nasal steroids 사용이 모두는 아니지만 천식을 호전시킨다는 보고가 있다. 호전을 보이는 이유로는 코에 국소적으로 분무함으로써 코뿐 아니라 일부 하기도로 넘어가서 효과를 나타낼 수 있다.

〈 표 8-5 〉 소아 알레르기 비염 치료제의 효과

약제	증상에 대한 효과 가려움증과 재채기	콧물	비 폐쇄	냄새
국소 비충혈제거제	-	-	+++	+
경구/국소 항 히스타민제	++	++	+	-
국소 크로몰린제	+	+	±	-
국소 스테로이드제	+++	+++	++	±
경구 스테로이드제	+++	+++	+++	++

※ 국소 비충혈제는 10일 이상 사용하지 않는다.

2) 또한 알레르기 비염의 면역 치료가 천식으로의 진행을 조절하고 이 질환의 자연 경과를 억제시켜 알레르기 행진을 예방할 수 있다. 유사한 보고로 면역 치료 없이 일반적인 방법으로 치료한 군에 비해, 집먼지 진드기 하나에만 감작된 천식 소아에게 면역 치료를 실시하여 5년간 추적 관찰한 결과 현저히 다른 알레르겐의 감작 유발을 줄일 수 있었다.

3) 알레르기 조기 치료(Early Treatment of Allergic Child, ETAC) 연구의 보고에 의하면 집먼지 진드기와 잔디에 양성인 1~2세 아토피 소아에게 18개월 동안 ceterizine 치료로 천식의 빈도를 50% 감소시켰다는 보고도 있다. 아직은 연구중이지만 Anti-IgE와 Anti-cytokines 치료가 역시 천식의 아토피 진행을 줄일 수 있을 것이다.

4) 특히 알레르기 소아에서 부비동염은 별개의 단일 질환이라기보다는 아데노이드 질환, 만성 중이염, 비염, 천식 등이 흔히 동반되는 호흡기의 만성 질환이다. 특히 비염과 부비동염은 구조적으로 빈번히 동반되기 때문에 비염과 부비동염을 별개의 진단명보다는 비부비동염(rhinosinusitis)으로 단일 진단명으로 하는 경향이다.

소아에서 급성 부비동염은 12주 이내를 의미하고, 보다 더 지속되는 경우를 만성 부비동염으로 본다.

약물 치료 후 8~12주에도 지속되는 경우, 혹은 치료 시작 후 4주 후에도 증상이 지속되고 면역 기능이 저하되어 있으면 fungus 감염을 고려할 필요가 있다.

5) 부비동염의 부수적 치료

부비동염의 근본적인 치료는 항생제 등 약물 치료이지만 여기에 부수적인 치료 보조로 hypertonic saline spray 혹은 세척(irrigation)을 하루 2회 시행하여, nasal crust나 debries를 제거한다. 이때 염분물(salty water)로 비점막의 부종을 감소시킬 수 있으며 울혈을 제거하고 기도 폐쇄를 호전시키며 점액 제거에 도움이 될 수 있다.

세척액 성분(recipe)은 깨끗한 물 1l 한 병 + 2~3티스푼(can salt) + 1ts 베이킹 소다 (bicarbonate)를 섞는다. 이것을 30℃로 데워서 비강 세척을 할 수 있다. 그러나 협조가 안 되는 어린 소아에게는 이 방법을 사용할 때 원치 않는 부작용을 초래할 수 있어 각별한 주의를 요한다.

6) 비염의 극소 분무 치료제 사용

알레르기 비염 혹은 비폴립 치료에 흔히 사용하는 비강 극소 치료제의 효과적인 투여 자세는 소아가 고개를 약간 숙인 자세가 고개를 쳐든 자세보다 효율적이다.[그림 8-6]

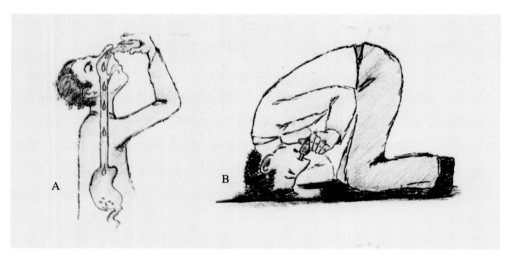

[그림 8-6] 비정액 투여 자세 효과 A 〈 B
(Allergy European Journal of Allergy and clinical Immunology supplement 53. Volume 54. 1999. 인용-)

3. 결론

알레르기 비염이 알레르기 질환의 진행 과정중 천식으로 가는 호흡기 알레르기 행진의 첫 단계인지 혹은 비염이 천식 유발에 있어 원인 역할을 하는지는 아직 명확하지 않다. 그러나, 알레르기 비염과 천식이 있는 환자 진료에 있어 천식을 치료하면서 비염을,

혹은 비염을 치료하면서 천식을, 즉 어느 한쪽에만 초점을 두고 다른 쪽을 간과해서는 안 된다. 즉 비염은 천식의 전 단계로 보아야 하며 비염만 있는 경우에도 하나의 호흡기를 진료하는 자세가 필요하다.

참고문헌

1. Casale TB, Amin BV. Allergic rhinitis/asthma interrelationships. Clin Rev Allergy Immunol 2001;21:27-49.

2. Baena-Cagnani CE. Allergic rhinitis and asthma in children: disease management and outcomes. Curr Allergy Asthma Rep 2001;1:515-22.

3. Simons FE. Allergic rhinobronchitis: the asthma-allergic rhinitis link. J Allergy Clin Immunol 1999;104:534-40.

4. Rowe-Jones JM. The link between the nose and the lung, perennial rhinitis and asthma is it the same disease? Allergy 1997;52(Suppl.36):20-8.

5. Moloney JR, Collins J. Nasal polyps and bronchial asthma. Br J Dis Chest 1977;71:1-6.

6. Lundback B. Epidemiology of rhinitis and asthma. Clin Exp Allergy 1998;28 Suppl 2:3-10.

7. Blair H. Natural history of childhood asthma. 20-year follow-up. Arch Dis Child 1977;52:613-9.

8. Sibbald B, Rink E. Labelling of rhinitis and hayfever by doctors. Thorax 1991;46:378-81.

9. Gergen PJ, Turkeltaub PC, Kramer RA. Age of onset in childhood asthma: data from a national cohort. Ann Allergy 1992;68:507-14.

10. Kaplan BA, Mascie-Taylor CG. Predicting the duration of childhood asthma. J Asthma 1992;29:39-48.

제9장

Childhood Asthma

아토피 행진과
소아 천식의 자연경과

1. 아토피 행진(Atopic march)

소아가 알레르기로 감작되는 과정에서 임상 증상을 발현시킬 수도 있고 나타나지 않을 수도 있지만 호흡기 점막 혹은 피부 중 어디에 과민성과 염증 반응이 있느냐에 따라 임상적 특징이 다르게 나타난다.

① 아토피 행진(atopic march)이란 아토피 소인이 있는 영아들이 생후 2～3개월경부터 흔히 볼 수 있는 영아 습진을 시작으로 점차 자라면서 호흡기 알레르기, 즉 소아 천식 그리고 이어서 알레르기 비염과 알레르기 결막염으로의 진행을 보이는 알레르기 임상 증상의 경과를 뜻하는 것으로 이때 연령에 따른 특징적인 임상 증상의 출현과 함께 혈청 IgE항체가 증가됨을 볼 수 있다. 이러한 증상들이 일부에서는 어느 연령에서 자연적으로 소실되기도 하고 일부에서는 수년에서 수십 년 혹은 일생 지속되는 경과를 취하기도 하는 이같은 아토피 질환의 진행 과정을 아토피 행진이라 한다.

② 소아 천식이나 아토피 증상 발현은 유전적, 즉 체질적인 소인과 환경적 혹은 생활 방식에 의해 조절된다. 따라서 이 질환들의 행진을 차단 혹은 예방하는 것이 중요한데, 예방 대책에는 환경, 식품, 생활 방식과 관련된 요인들을 확인하는 데 그 바탕을 두고 시작되어야 하며, 개인은 물론 국가보건 차원에서 위험 요인에 대한 대책이 필요하다.

③ 비록 개인에 따라 다양하지만 아토피 질환들은 태생기부터 면역계가 성숙되는 생후 첫 10년이 중요하다. 사람에서 IgE 생성은 태생 11주부터 시작된다고 하지만 출생 시에 찾을 수 있는 임상 증상은 일반적으로 없다. 생후 첫 수개월에 첫 번째로 식품단백에 대한 IgE 반응을 볼 수 있다. 특히 계란이나 우유에 대한 양성 반응을 볼 수 있는데 심지어 모유 수유아기에서도 계란에 대한 높은 특이 IgE항체를 보이는 경우도 있다. 이는 모유를 통해 계란 단백에 대한 노출로 인한 것으로 해석된다.

④ 시간이 경과하면서 아기가 실내 알레르겐에 노출되고 성장과 더불어 점차 실내 그리고 실외 생활을 하면서 실외 환경 알레르겐에 대해서도 감작되어가는 과정을 볼 수 있다. 소아 초기 알레르기 감작의 빈도는 노출량에 따른다. 실제 임상 알레르기 검

사에서 계란에 대한 특이 **IgE**항체가 높은 경우 추후 성장하면서 흡입 항원에 대한 감작될 수 있는 가능성을 강력히 시사하는 예측치가 된다.

⑤ 일반적으로 영아 습진이 아토피 현상의 첫 증상이며 생후 3개월에 가장 높은 빈도를 보이고 대개 첫 3년간 흔하다. 계절적 알레르기 비염이나 결막염은 일반적으로 생후 2년 내에는 없으며, 아주 소수에서 특이 **IgE**항체를 나타내는 경우가 있으나, 확실히 전형적인 증상과 관련된 계절적 알레르기 비염이나 결막염이 나타나려면 계절적 원인, 즉 꽃가루 알레르겐 등에 노출된 후 적어도 두 계절은 지나야 한다.

⑥ 천식성 천명이 영아 초기에 흔히 볼 수 있는데 대부분 영아기에 일시적인 증상으로 사라지는 반면 일부에서 학령기와 사춘기 성인까지 지속된다. 영아기 천명이 있는 군에서 학령기 혹은 그 이후까지 전형적인 알레르기 천식으로 진행될 것인지는 임상에서 중요한 사안인데도 감별할 수 있는 여러 가지 방법이 시도되고는 있으나 뚜렷한 검사 방법은 아직 없고 다만 알려진 아토피 유발 위험 요인의 회피 방법이 아직까지 권장되고 있다.

[그림 9-1]에서와 같이 음식 알레르기 중 견과류(nut) 알레르기는 장기간 지속된다.

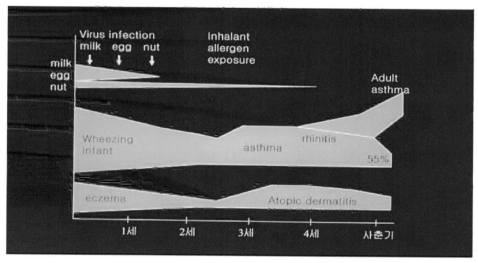

[그림 9-1] 아토피 행진(Atopic March)

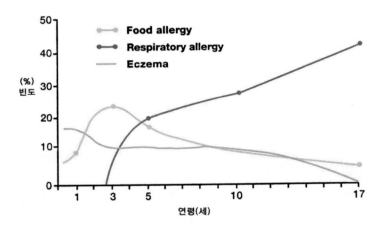

Atopic March(아토피 대행진)

생후 초기 영아 습진
　　↘ 일부에서 음식 알레르기
영유아 천명
　　↘
　　알레르기 천식
　　　　↘
　　　알레르기 비염과 혹은 결막염

[그림 9-2]

[그림 9-3] 아토피 질환의 진행 경과
(All, Cl, Immunol, International Vol.12 No.2, 2000 인용)

2. 소아 천식의 자연경과(natural history of childhood Asthma)

(1) 영아기(Infancy)

천식이 생후 첫 수개월 내에 발병할 수 있으나 어느 정도 클 때까지는 정확한 진단을 하기가 대개 어렵다. 특히 영아기에는 흔히 호흡기 바이러스 감염으로 생기는 천명과 대개 같이 오기 때문에 구별하기가 더욱 쉽지 않다.

영아기 천명을 다음과 같이 나눈다.

① 증상이 유발되기 전에 감소된 폐 기능으로 초래된 영아 초기 천명(early wheezer)으로, 즉 작은 폐로 볼 수 있는 경우인데 이때는 영아의 성장과 함께 이들 천명 영아들 중 상당수가 좋아지는 경우이다.

따라서 이러한 경우 돌 전에 있는 천명이 소아 후기에까지 천식이나 혹은 더욱 심한 천식이 된다는 예후적 지표가 될 수 없다.

② 5～6세 소아 후기까지 천명이 지속되는 소아들은 명백히 아토피와 관련된 천식을 보인다. 즉 이 연령군의 반복되는 천식 발작은 알레르겐 노출과 대개 관련되어 있다.

③ 비특이적 자극물에 민감한 영아들에서 아토피 징후를 보이면 후에 성장하면서 흡입 환경 알레르겐 혹은 자극물들로 감작되어 반복되는 천명을 나타낸다.

④ 소아 천식 발작의 일부는 알레르겐으로 생기고, 다른 일부는 바이러스 감염으로 나타나지만 그러나 실제 많은 경우, 이들 원인들의 상호작용으로 인한 것을 볼 수 있다.

⑤ 대체로 영아기에는 알레르겐보다는 바이러스 감염이 더 중요한 요인으로 작용하고 큰 소아나 학령기 소아에서는 알레르겐이 더 큰 영향을 미친다.

(2) 소아기

① 소아기 천식의 주된 특징(feature)은 알레르기이다. 예로 호주 연구에서 소아기에 집먼지 진드기에 대한 노출과 감작(sensitivity)이 천식의 주된 지표(predictor)로 확인되었다.

② 소아기 천식의 원인으로 바이러스 감염의 역할은 명확하지 않다. 아토피 소아에서 바이러스 감염은 천식 발작에 확실히 중요하지만 천식 발병에 직접적인 원인으로 볼 수 있다는 데이터는 소수인 편이다.

③ 8세 정도의 소아기 천식 아동의 일부는 기도 과민성을 보이고, 일부는 중등도 혹은

중증 지속성 천식의 증상을 동반하는 반면 일부는 경증 간헐적인 천식을 보인다.

④ ISAAC 연구에서 증명된 바와 같이 소아기의 많은 천식 소아들이 알레르기 비염을 동반한다.

⑤ 천식 소아에서도 대부분 정상적인 폐 성장을 보이지만 그러나 증상이 심하고 지속되는 경우 이들은 소아기를 통해 사춘기까지도 폐 기능과 성장이 감소된다.

뉴질랜드의 장기적 추적조사 연구에서 기도 과민성이 있는 소아들과 그리고 또는 집먼지 진드기와 고양이 알레르기인 소아들에서 폐 기능이 감소되어 있음이 보고되었다. 비슷한 호주 연구에서도 역시 소아기에 기도 과민성을 보였던 소아들이 18세 때 spirometry로 감소된 폐 기능을 보였다. 그러나 충분한 폐의 성장 장애가 천식 때문인지 혹은 단순히 선천적으로 보다 작은 폐로 태어난 소아이기 때문인지는 확실하지 않다.

아직까지의 대부분의 연구에서 폐 성장과 폐 기능 발달에 소아 천식의 장기적인 효과는 적은 것으로 나타났다.

⑥ 소아 천식의 장기적인 예후가 주 관심사인데 소아 천식은 성인기로 성장하면서 흔히 사라질 것으로 예상한다. 실제 장기적인 추적 방법이 어렵지만 천식 소아의 30～50%가 사춘기에 사라진다. 그러나 성인기에 다시 재출현한다.

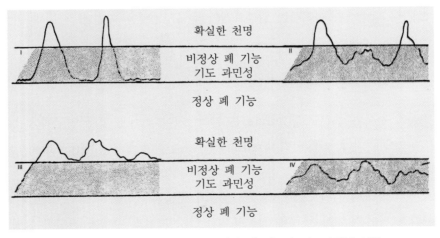

[그림 9-4] 천식 소아의 장기적인 폐 기능과 기도과민성 상태
(Kendig's Disorders of the Respiratory Tract in children 5th ed. 1990 인용)

⑦ 천식 소아의 2/3 정도는 사춘기와 성인까지 이 질환을 앓는다. 더욱이 임상적으로 천식 증상이 없어졌을 때까지도 환자의 폐 기능은 빈번히 변화된 채 남아 있거나 혹은 기도 과민성과 기침의 지속됨이 남아 있다. 즉 천식 소인이 혈기가 왕성한 사춘기에 바다 밑에 가라앉아 있다고 할 수 있으며, 환자 상태가 나빠지거나 환자가 무질서한 생활(흡연 등)을 하게 되면 바다 밑에 내재해 있던 천식 소인이 다시 증상으로 수면 위에 나타나게 된다.[그림 9-4]

⑧ 천식의 예후는 소아가 습진이 있거나 혹은 습진 혹은 아토피 가족력이 있는 경우 더 나빠짐을 볼 수 있다.

⑨ 천식 소아의 5～10%는 성장 후 성인기(later life)에 더욱 심한 천식이 될 수 있음을 고려해야 한다.

⑩ 소아기 천식을 소아가 성장하면서 간단히 좋아질 것이라는 희망으로 결코 무시되거나 간과되어서는 안 된다.

⑪ 경증 천식 소아는 대개 예후가 좋으나 중등도 내지는 중증 심한 천식 소아는 대부분 어느 정도의 기도 과민성이 지속되며, 일생을 통해 천식이 악화될 수 있는 장기적인 위험이 있다.

참고문헌

1. Bierman WC, Pearlman DS. Asthma. Disorder of the Respiratory tract in chileren. 5th ed. 573.
2. Salzberg AM, Brooks J, Krummel TM. Foreign bodies in the air passages. 476.
3. Global strategy for asthma management and prevention. GINA 2002.
4. Behrman, Kliegman, Jenson. Nelson Textbook of pediatrics. 16th ed. Philadelphia:WB Saunders Co. 2000:645-79.
5. Levy BD, Kitch B, Fanta CH. Medical and ventilatory management of status asthmaticus. Intensive Care Med 1998;24:105-17.
6. Cohen NH, Eigen H, Shaughnessy TE. Status asthmaticus. Crit Care Clin 1997;13:459-76.

소아 천식의 예방적 치료

영유아 천명과 소아 천식 그리고 아토피 질환의 지속적인 증가는 소아 건강에 큰 문제로 지적되고 있으며 이에 대한 적극적인 대책이 필요하다.

기관지 천식은 대부분 가역적인 기도 폐색에 의한 기침과 천명, 혹은 호흡 곤란의 증상을 보이면서 기관지 과민성을 특징으로 하는 증상이 반복되는 기도의 만성 염증 질환이다. 기관지 천식의 치료는 기도 수축으로 인한 급성 기도 폐쇄 증상의 치료뿐만 아니라 기도의 만성 염증 반응을 치료하여 비가역적인 기도로의 변화를 방지하는 것을 목표로 하고 있다. 따라서 증상을 잘 조절하여 폐 기능을 정상화하며, 천식 발작을 예방하여 정상적인 일상생활 및 학교 생활을 유지하도록 하고, 치료 약물에 의한 부작용을 최소화하는 데에 목표를 두어야 한다. 소아 천식의 성공적인 치료를 위해서는 의사와 환아 및 보호자 간에 적극적인 이해와 협조가 필요하며 따라서 치료 방법으로는 다음에 제시할 4가지로 요약될 수 있다.

첫째, 재태기간 중 혹은 신생아 시기부터 예방 요법 및 원인 물질과 자극 물질을 제거하거나 회피하는 회피 요법이 있으며 둘째, 기관지 확장제와 항염증제제 등을 이용한 약물 요법, 셋째, 원인 항원을 소량씩 일정한 간격을 두고 점차 농도와 투여량을 증가시키면서 주사로 투여함으로써 능동적으로 면역력을 일으키는 치료인 면역 요법, 마지막으로 기관지 천식의 특성과 치료법에 대해 환아 및 보호자에게 충분한 교육을 통한 예방 요법 등으로 나눌 수 있다. 이러한 치료 방법들은 증상의 정도, 환아의 치료에 대한 순응도 및 일상생활에 미치는 영향, 치료에 따르는 비용, 치료에 대한 부작용의 가능성 등을 환자의 연령과 개개인의 특성에 따라 여러 가지 상황을 고려하여 결정하여야만 하는 다양성이 소아 천식 치료의 특성이다.

소아 천식의 성공적인 치료 목표

- 천식 증상의 해소
- 발작을 예방
- 정상적인 폐 기능 유지
- 정상적인 활동과 학교 생활 유지
- 약제 부작용의 최소화

1. 소아 천식의 예방 및 회피 요법

① 천식의 예방은 천식의 면역 반응이 생기기 전 단계에서부터 예방하는 것으로 prenatal, perinatal 시기에 실시해야 한다. 임신 2nd trimester에 antigen presenting cell과 T세포의 성숙이 알레르겐의 감작을 일으키기에 충분하며, 알레르겐이 태중에 양막을 투과하려면 상당한 농도가 필요하지만, 그 외에도 장벽을 통해서 알레르겐 감작을 일으킨다.

② 알레르기 가족력이 있으면 아토피 질환의 발생 가능성이 높기 때문에 이러한 경우에는 알레르기 원인 물질에 일찍 노출되어 감작되는 것을 예방하는 방법이 중요하다.

특히 산모는 임신 기간 동안 섭취하는 식품을 제한할 필요까지는 없지만 산모 자신이 알레르기 환자인 경우에는 임신 28주부터 강한 알레르기 식품(우유, 달걀, 메밀, 땅콩, 밀가루, 생선, 신 감귤 쥬스 등)을 제한할 필요가 있다.

또한 영아기에 일찍 알레르기 유발 인자에 노출되는 것을 피하기 위해 집안의 환경관리를 적절히 해 주어야 한다.<표 10-1>

〈 표 10-1 〉 영아기의 아토피 유발 인자

아토피의 가족력	신생아 습진
알레르겐 환경 노출기간	아토피 마커의 증가
- 알레르겐	제대혈 IgE ≥ 0.35ku/L
- 음식 첨가물	바이러스성 호흡기 감염
우유 수유	간접 흡연
조기 이유식	대기오염

③ 수유엄마도 강 알레르기 식품을 피해야 한다. 왜냐하면 모유 내에 음식 항원이 모유를 통해서 아기가 감작될 수 있기 때문이다.

제대혈 IgE치가 1.3 Iu/ml 혹은 0.35 ku/l 이상, 혈청 총 IgE치의 상승, 호산구 증다증, 알레르기 질환의 가족력이 있으면 향후 알레르기 천식을 비롯한 알레르기 질환 발생 가능성이 높아 회피 요법이 더욱 필요하고 중요시된다.

④ 영아기에서 소아기로 갈수록 천식 환아에서 증상이 악화되는 것은 원인 알레르겐에 노출뿐만 아니라 그 외에 악화 요인이 작용한다. 즉 감기, 운동, 자극성 가스나 먼지, 담배연기, 매연이나 공해, 찬 공기나 저기압 등의 기후적인 요소, 특정 약물 및 식품첨가물 섭취시에 천식 증상이 나타나거나 악화되며, 정신적 스트레스에 의해서도 천식 증상이 악화되므로 이들을 적절히 잘 조절하는 것이 약물 치료에 앞서 필수적이다.<표 10-2>

〈표 10-2〉 천식 환아의 악화 요인

· 흡인 항원
· 담배 연기
· 심한 대기 오염
· 기상변화
· 운동 및 과도호흡
· 호흡기 감염
· 감정 변화
· 기타
 - 알레르기성 비염
 - 부비동염
 - 위식도 역류

2. 아토피 유발 위험 요인의 회피

(1) 가족력과 유전적 소인 확인

아토피나 천식의 가족력이 있으면 가능성이 높다. 가족 중에 각기 다른 알레르기 질환이 있는 경우보다 부모나 형제 중에 동일한 질환이 있으면, 소아에서 아토피 피부염이나 천식 같은 특수한 증상 사이에 밀접한 관계가 있다. 이는 유전적으로 표현형의 특수한 유전자(phenotype-specific genes)가 있음을 시사한다. 또한 몇몇 연구에서 소아에게 알레르기 질환을 유발하는 것은 어머니가 가지고 있는 질환의 영향이 아버지의 표현형보다 더 밀접하게 관계 있음을 보고하고 있다.

지난 20년간 천식을 포함해서 여러 알레르기 질환에 관한 분자유전학적 연구가 다양하게 시도되고 있으며 다음과 같다.

1) positional cloning으로 전 genome을 polymorphic DNA markers의 panel로 screen하는 것이다. 이런 시도로 알려진 chromosomal location의 genetic markers와 이에 대한 증상과의 연계성을 증명하는 방법이 쉬운 방법은 아니지만 시도되고 있다.

2) 어떤 알레르기 증상에 대해 기여하는 병태생리와 관련된 유전자를 검사하는 것이다. 만약 유전학적 연구들에서 성과가 많으면 향후 알레르기 예방 대책에 크게 기여할 것이다.

(2) 생후 초기 면역학적 markers

1) 효과적인 알레르기 질환 예방에 필요 조건은 아토피 질환이 유발될 사람을 찾아내는 능력이다. 이미 알려진 바와 같이 IgE 생성이 유전적 조절을 받고 있음으로 제대혈 IgE 농도 측정이 시도되고 있으며, 그 농도가 0.35ku/*l*이거나 그 이상이면 의미 있는 예측 인자로 볼 수 있다. 그러나 실제 보편적으로 임상에서 아주 소량의 제대혈 IgE 치 측정하는 것이 용이하지 않다.

2) 호산구로부터 유리되는 염증 활성 단백을 측정하는 것이다. 혈청 ECP(eosinophil cationic protein), EPO(eosinophil peroxidase), EPX(eosinophil protein X)치의 증가는 천식일 가능성을 높인다.

3) 기도 염증 매개물인 cysteinile leukotrienes, 특히 소변에서 leukotrine E4치는 천식에서 높게 측정된다.

4) 출생시 혹은 생후 12개월에 IFN-r 같은 Th1 cytokines 이 낮았던 경우 6세 때 흡입 알레르겐에 대한 아토피 감작을 나타낸다. 그 밖에 다양하게 면역 지표에 대한 연구가 진행되고 있으나 임상에서 실제적이고 이용이 간편한 면역학적으로나, 유전적으로 뚜렷한 markers가 없는 한 1차적인 예방을 성취한다는 것은 쉽지 않다.

(3) 주거 환경과 식생활

알레르기 질환 유발에 주거 환경과 생활 방식 및 식생활의 영향이 중요시되고 있다. 지난 20년간 여러 조사에서 실내 알레르겐에 노출이 천식 출현에 가장 강력한 환경 요인으로 알려져 왔으며, 그중에서 집먼지 진드기는 소아 천식 원인의 90%, 성인 천식의 50%를 차지하는 것으로 알려져 있다. 그러나 최근 이러한 주거 알레르겐 노출이 소아기 초기 감작의 강력한 요인이지만 이것만이 기도 과민성이나 천식의 원인으로 생각되지는 않는다.

(4) 보조 요인으로 대기오염과 흡연

대기오염과 흡연 노출이 이미 여러 연구에서 소아 하부기도 질환, 즉 기관지염, 영아의 반복적인 천명, 폐렴을 증가시킴을 보고했다. 간접흡연 노출이 천식 유발에 원인적 관계가 있는 것인지는 아직 논쟁이 있으나, 임신중 그리고 출생 후 어머니의 흡연과 소아 천식 및 아토피 감작의 위험이 증가된다. 특히 영아는 어머니와 장시간을 같이 보내기 때문에 생후 1년중에 흡연모 소아의 소변에서 높은 cotinine 농도를 보여 주고 있어 이들 관련성이 확실시되고 있다.

(5) 생활 방식과 아토피 질환 유발

아토피 감작의 위험이 공업화된 서구 국가에서 높고, 농촌보다 도시에서 알레르겐 특이 IgE항체 양성과 알레르기 비염의 빈도가 높았다. 또한 독일의 조사를 보면 고소득층에서 더욱 일찍 감작을 나타내서 알레르기 기도 질환과 아토피 피부염의 증상의 위험이 높았다는 보고가 있다.

(6) 감염

감염에 관해서는 논란에 여지가 많다.

1) 소아 초기에 천명의 대부분은 바이러스 감염에 의한 것이며 특히 RS바이러스 감염이 흔하고, parainfluenza 바이러스와 adeno바이러스 감염을 볼 수 있는데 이때 아토피와는 별개로 지속적인 호흡기 이환과 기도 과민성이 동반된다. RS바이러스 혹은 다른 바이러스가 영아기에 면역계와 호흡기의 상호작용으로 천식의 병리기전을 야기시키는지에 대해서는 논란이 있다. 아직까지는 RS바이러스 그 자체가 천식의 원인은 아닌 것으로 보는 견해가 지배적이다.

2) RS바이러스 감염이 천식을 유발하는 것은 그 환아의 유전적 배경에 의해서, 혹은 감염되기 전 prime된 면역계와 폐 사이에 생긴 어떤 event에 의해서 predisposed된 개체에서만 천식을 야기하는 것으로 보는 견해도 있다.

3) 한편 최근 가설에서 생후 초기에 하부기도 증상이 유발된 경우 장기적으로 볼 때 보호 효과일 수 있다는 견해이다. 형제 중에 큰 아이가 있는 가정에서 태어난 경우 학동기에 천식이나 알레르기 감작의 위험이 감소된다는 것이다. 또한 영아기에 어린이 보호시설(daycare center) 같은 놀이방에 맡기는 경우도 이 개념이 해당된다.

4) 또한, 홍역의 자연 감염 회복 후 아토피나 집먼지 진드기에 대한 알레르기 반응의 빈도를 감소시키며 예방접종을 시행한 경우는 약 반수 정도에서 반응의 빈도가 감소되었다는 보고도 있다. 즉 어떤 감염이란 사실이 소아기에 아토피 유발을 억제시키는 경향, 즉 특이적 혹은 비특이적으로 Th1 activity 증가를 야기하는 것으로 본다.

5) 많은 경우 미숙아는 임신중 세균 감염과 관련되어 생긴 결과로 이해되고 있다. 또한 미숙아가 출생 후 초기에 면역계에 대해 장 내 microbial stimulation이 주 근원이 되어 intestinal flora가 Th1-type의 반응을 높일 수 있다. 특히 미숙아의 장 colonization에는 특별히 병원 microbial flora에 의해 변형될 수도 있다. 정상아에 비해 출생 체중이 아주 낮은 미숙아에 관한 관찰에서 아토피 습진과 아토피 감작의 빈도가 낮았으며 따라서 이러한 감염에 관한 가설이 맞을 수 있다.

6) 일본 연구에서 tuberculin 양성 반응이 천식 빈도를 낮추며, 낮은 혈청 IgE치, Th1 type의 cytokine profile로의 경향 등이 동물 실험에서 보고되었고, mice에서 전에 BCG 감염된 것에 의해 ovalbumin에 대한 반응이 하향 조절됨을 보였다. 이와 같이 세균 감염에 대한 면역 반응과 아토피로의 감작 사이의 관계에 대한 관찰에서 대부분 아토피 행진의 해결과 조절을 얻는 데 기여하는 것으로 본다.

3. 천식과 알레르기 질환의 예방 대책

천식과 알레르기 질환 예방 대책에는 1차 예방과 2차 예방이 있다.

(1) 1차 예방

1차 예방법은 이 질환의 위험은 있으나 아직 건강한 사람에게 목표를 둔다.
불행히도 모든 예측치(predictors)들이 민감도(sensitivity)에서나 특이도(specificity) 면에서 충분하지 못하다. 그러므로 이런 경우 예방 대책은 일반적으로

- 전 인구를 대상으로 적용하며,
- 위험이 없어야 하고,
- 비용이 적게 들어야 한다.

그 방법으로

① 모유 수유의 예방적 효과에 대해서는 찬반론이 많이 있지만 적어도 생후 4개월 동안은 모유 수유만을 권장한다. 심지어 생후 2～3일간 모유가 충분하지 않으면 물을 권하도록 한다.

② 흡연 노출로부터 피해야 한다. 특히 임신중 그리고 영아기에 피해야 한다.

임신 중 엄마의 흡연이 영아의 폐 기능을 감소시키고 반복적 천명의 원인이 되며, 생후 초기에 음식 단백에 대한 IgE 반응 유발 위험이 있어 어떠한 경우에도 흡연은 피해야 한다.

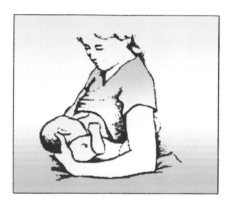

[그림 10-3] 모유 내 cytokines이 영아와 산모에게 미치는 효과 (All. cl. Immunol. International Vol.12, No.4 2000 인용)

모유수유의 영아에 대한 효과
· 감염 예방
· 항염증 효과
· 면역계 조절
- 경구 내성(oral tolerance) 증가
- IgA 생성 증가
· 백혈구 침윤, 활성화 증식

모체에 대한 효과
· 항염증 효과
· 모유 내 IgA 생성 증가
· 유방 상피세포 증식

③ 고위험군 소아, 즉 아토피 가족력이 있는 소아는 알레르기 감작과 아토피나 천식의 감수성이 높기 때문에 1차 예방군에 속한다. 고위험군에게는 모유 수유가 불가능한 경우 완전히 가수분해한 우유를 권한다.

어느 정도 알레르기를 감소시킨 불완전 가수분해 분유(partially hydrolyzed formula, HA-21, 매일)를 시도하는 문제도 고려되었으나 논란이 있고 결론적인 권고 사항은 완전 가수분해한 제품(completely hydrolyzed formula, 매일 HA 분유)을 선택해야 한다. 그러나 실제 임상에서 알레르기 증상이 분명하지 않은 영아에게 완전 가수분해우유(매일 HA) 수유는 맛이 너무 없고 고가여서 맛과 경제성 모두에서 현실성이 떨어진다.

④ 생후 4개월 이전에 이유식 조기 투여는 아토피 경향을 높이는 것으로 되어 있어 생후 4개월까지는 금한다.

⑤ 임신중과 수유기간중에 예방 목적으로 모체에게 우유, 계란, 생선, 땅콩 등 강 알레르기 식품 제한식에 대한 효과에 관해서는 뚜렷한 보고는 없으나, 제한 식이로 어느 정도 예방 효과를 예상할 수 있다.

〈 표 10 - 3 〉 집먼지 진드기, 바퀴벌레, 곰팡이 회피 예방법

- 집안에 잡다한 물건 및 가구, 책, 옷, 장난감 등을 최소화한다.
- 집 먼지 진드기가 잘 서식하는 침대, 카펫, 천으로 된 소파와 커튼, 봉제완구는 가능한 한 없애거나 먼지 진드기가 투과할 수 없는 특수 천 혹은 비닐로 싼다. 소파는 가죽, 혹은 인조가죽 가구로 한다. 커튼은 자주 세탁이 쉬운 것으로 교체한다.
- 이불 커버 및 기타 침구류는 가능한 한 삶고, 최소 55~60℃이상의 뜨거운 물로 주 1회 세탁한다. 요는 자주 햇빛에 말린다.
- 실내 온도는 22C, 습도는 50%를 넘지 않게 유지한다.
- 베개 속은 합성 수지제를 사용한다.
- 집안에서 애완 동물을 기르지 않는다. 부득이 한 경우 효과적이지는 않으나 주 2회 목욕시킨다.
- 집안에서 금연한다.
- 옷장은 자주 환기시키고 충분히 건조된 상태를 유지시킨다
- 음식 찌꺼기나 과자 부스러기가 실내에 없도록 자주 청소하여 바퀴벌레 서식을 금한다.
- 실내 바닥재는 리놀륨이나 나무 마루재를 쓴다.
- 연소용 난방기구를 사용하지 않는다
- **HEPA filter**가 이중 두께 백으로 장착된 진공 청소기로 자주 청소하고 닦아 낸다.

(2) 2차 예방

1) 명확한 알레르기 호흡기 증상은 아직 없지만 추후 이런 질환의 위험이 높은 것을 의미하는 markers가 있는 소아를 대상으로 한다.

① 천식의 가족력이 있는 경우

② 영아기에 식품 단백에 과민하거나 양성 반응인 경우.

③ 아토피 피부염이 있는 경우 등이 2차 예방군에 속한다.

2) 2차 예방은 다음과 같은 방법으로 한다.

① 이불이나 매트리스를 집먼지 진드기가 통과 못하게 싸고,

② 카펫을 제거하고,

③ 통풍이 잘 되는 주거 환경을 유지하고,

④ 실내 알레르겐 노출의 감소시키는 예방 대책의 하나로 집안에 털 있는 애완 동물을 키워서는 안 된다.

⑤ 곰팡이를 제거하기 위해 장판 밑의 곰팡이를 방지하고 습기를 제거한다.

⑥ 꽃가루가 날리는 시기에 창문을 닫는다.

⑦ 신생아와 영아에게 whey protein을 함유한 목욕비누를 사용하지 않는다.

⑧ 아토피가 있는 소아에게 ceterizine, ketotifen, loratadine, fexofenadine 같은 약제의 조기 투여는 집먼지 진드기나 잔디 화분에 대한 초기에 감작된 군에서 천식의 빈도와 유발을 현저히 감소시킨다.

⑨ allergen specific Immunotherapy의 시도가 계절적 알레르기 비염과 천식의 치료에 효과적이다.

(3) 천식과 알레르기 질환 예방 대책

1) 알레르기 위험 평가

● 가족력: 알레르기 질환 유무

2) 영양

① 임신중과 수유 기간의 산모에 관한 대책

● 임신중 특별한 음식 제한은 없고 고용량의 비타민이 포함된 균형 있는 식사를 하도록 한다.

- 만약 산모가 알레르기 질환이 있으면 강 알레르기 식품(우유, 계란, 생선, 신 주스, 견과류, 밀가루)을 제한한다.
- 산모 혹은 수유모에게 calcium 1g/일 투여한다.
- 확실한 제거식은 전문가 관찰하에 시행한다.
② 신생아 및 영아
- 생후 4~6개월까지 전적으로 모유 수유만 한다.
- 우유 제품은 병원 신생아실에서조차 금한다.
- 만약 모유 수유 불가능시 완전 가수분해한 hypoallergic milk를 수유한다.
- 이유식은 4개월 이후 시작하며 강 알레르기 식품은 돌 전까지 제한한다.
- 이유식은 단계별로 1주일의 간격을 두고 새로운 단백질을 시도해 나아간다.

3) 환경
① 에어컨
에어컨은 여름철 온도와 습도를 낮추는 효과가 있으나 필터 교체를 해 주어야 한다.
② 공기 청정기: 다양한 종류의 공기 청정기가 있으나 대체로 공기 청정기는 실내 상대습도를 낮추고 부유하는 공기, 즉 담배 연기나 냄새 등은 흡착하지만 먼지, 진드기, 곰팡이, 포자 등은 분자량이 높아 청소 후 오래 부유하지 못하므로 공기 청정기만으로 완전히 해소되지는 못한다.
③ 가습기: 매일 청소해야 한다. 실내 습도를 확인하지 않고 계속 상용으로 가습기를 실내에 트는 것은 피해야 한다. 자주 청소하지 않은 가습기에는 곰팡이 포자가 증식할 수 있고 집먼지 진드기 증식을 돕는다.

4. 결론

많은 공업화 국가에서 아토피와 천식의 빈도가 증가하는 것은 명확한 사실이며 심각한 건강 보건의 문제점이다. 만약 예방적 intervention이 전부 효과적일 수 있다면 생후 초기부터 시행해야 한다. 아직까지 많은 연구가 진행되고 있음에도 불구하고 불행히도 알레르기 호흡기 질환과 아토피 피부염 등 알레르기로 감작되는 과정의 자연경과 (natural history)에 대한 이해에 대해 제한적인 문제점이 있다. 따라서 아직까지는 위험 인자를 먼저 확인하는 것이 어떠한 효과적인 예방적 대책 시행보다 항상 선행되어야 한다.

참고문헌

1. 윤혜선. 소아 천식 및 아토피의 조기 Intervention. 소아알레르기 및 호흡기학회지 1999;9:139-45.

2. Pedersen S, Silverman M, Martinez F. The background to early intervention. Childhood asthma.

   Eur Respir J Suppl 1998;27:1s-2s.

3. Silverman M, Pedersen S. Early intervention in childhood asthma. Summary. Eur Respir J Suppl 1998;27:66s-68s.

4. Clough JB. Phenotype stability in asthma and atomy in childhood. Clin Exp Allergy 1998;28(Suppl):S22-S5.

5. Warner JO, Marguet C, Rao R, Roche WR, Pohunek P. Inflammatory mechanisms in childhood asthma. Clin Exp Allergy 1998;28 Suppl 5:71-5.

6. Martinez FD, Helms PJ. Types of asthma and wheezing. Eur Respir J Suppl 1998;27:3s-8s.

7. Martinez FD, Wright AL, Taussig LM, Holberg CJ, Halonen M, Morgan WJ. Asthma and wheezing in the first six years of life. The Group Health Medical Associates. N Engl J Med. 1995;332:133-8.

8. Wahn U, Bergmann RL. Nickel R. Early lifemarkers of atopy and asthma. Clin Exp Allergy 1998;28(Suppl 1):S20-S1.

9. Schonberger HJ, Van Schayck CP. Prevention of asthma in genetically predisposed children in primary care from clinical efficacy to a feasible intervention programme. Clin Exp Allergy 1998;28:1325-31.

10. Wilson JW. What causes airway remodelling in asthma? Clin Exp Allergy

199828:534-6.

11. Siltanen M, Kajosaari M, Pohjavuori M, Savilahti E. Prematurity at birth reduces the long-term risk of atopy. J Allergy Clin Immunol 2001;107:229-34.

12. Wahn U, von Mutius E. Childhood risk factors for atopy and the importance of early intervention. J Allergy Clin Immunol 2001;107:567-74.

Childhood Asthma

제11장

소아 천식의 치료 약제

1. 약물의 종류

천식 치료 약물은 크게 두 가지로 나눌 수 있는데, 천식 발작을 빨리 멈추게 하는 증상 완화제(생명구원제, reliever)와 기관지의 염증을 억제하여 천식 발작을 예방하는 질병 조절제(controller, 혹은 예방약제)로 구분한다.

증상 완화제에는 빠른 시간 내에 기관지 수축을 즉시 이완시켜 천명 혹은 가슴 답답함과 기침 등과 같은 급성 기도 폐쇄 증상을 해소시키고 신속한 기관지 확장 효과를 보이는 약물들로서 속효성 베타2−항진제, 항콜린제, 속효성 테오필린, 경구 및 주사용 부신피질 스테로이드제가 있다. 조절제로는 천식 조절을 유지하기 위해 매일 장기적인 치료를 해야 하는데 여기에는 항염증제와 지속성 기관지 확장제가 포함되며, 즉 흡입용과 경구용 부신피질 스테로이드제, 크로몰린과 네도크로밀, 서방형 테오필린, 지속성 베타2−항진제, 항류코트리엔제가 있다.

〈표 11−1〉 천식 치료제

완화제	조절제
속효성 베타2−항진제 항콜린제 속효성 테오필린 경구 및 주사용 부신피질 스테로이드	흡입용 스테로이드 크로몰린과 네도크로밀 서방형 테오필린 경구제 지속성 베타2−항진제 항류코트리엔제 자디텐, 세트리진, 클라리틴 외 2세대 항히스타민제

2. 약제 투여 경로

소아 천식 치료 약제 투여에는 흡입, 경구, 비경구 주사제(피하, 근육, 정주)가 있다. 약물이 기도에 직접 가게 하는 흡입 치료가 가장 이롭고, 약제 소모 없이 고농도로 직접 기관지에 효과적으로 흡입되며, 전신적인 부작용을 피할 수 있거나 최소화한다. 기관지 확장제 흡입제는 경구 투여보다 기관지 확장 작용 시작이 훨씬 빠르다.

흡입제에는 정량식 흡입기(metered dose inhaler, MDI), 건조분말 흡입기(dry powder inhaler, DPI), 연무기(nebulizer) 등이 있다.

어린 영아나 학령 전기 소아들은 MDI 사용을 잘 못할 수 있으나 이 연령에서 spacer나 face mask에 pressurized MDI를 부착해서 사용하는 것이 유지 치료에 최상의 선택이다.

4∼6세가 되면 대개 협조가 되며 face mask보다는 mouth piece 사용이 권장된다. 6세부터는 dry powder나 breath−actived MDI가 더욱 효과적인 선택이다.

〈 표 11−2 〉 소아 흡입 기구 선택

연령	흡입기	네불라이저
4세 이하	pressurized MDI+spacer+mask	nebulizer: face mask
4∼6세	pressurized MDI+spacer+mouth piece	nebulizer: face mask
6세 이상	DPI 혹은 MDI+spacer	nebulizer: mouth piece

3. 소아 천식 치료 약제

(1) Adrenergics

1) 이 약제는 세포 표면에 있는 알파−베타 수용체와 결합한다. 알파 수용체와 결합하면 흥분작용, 즉 혈관 수축작용(vasocostriction)이 있고, 베타 수용체와 결합하면 기관지 확장 효과가 있다. 약제의 반응은 이 약이 주로 알파 수용체를 자극하는지 아니면 베타 수용체를 주로 자극하는지는 조직 내에서 알파, 베타 수용체 수에 따라 반응이 나타난다.

① 베타− 항진제에 대한 각각의 장기에 베타 수용체의 감수성 차이와 베타− 차단제

에 대한 반응의 차이로 베타－수용체를 두 아형 베타1과 베타2로 나눈다.

베타1－수용체는 epinephrine과 norepinephrine에 대해 거의 같은 친화력을 가진다. 반면 베타2－수용체는 norepinephrine보다 epinephrine에 대한 친화력이 10배나 높다.

② 주로 베타2에 선택적인 약제로는 isoetharine, metaproterenol, terbutaline, albuterol, fenoterol, bitolterol, pirbuterol, salmeterol로서 이들 약제들은 천식에서 효과적인 기관지 확장 작용이 있고, 심박동 증가 변화는 극히 적다.

③ isoproterenol 혹은 epinephrine은 빈맥의 원인이 되는 베타1－수용체와 기관지 베타2－수용체 양자를 자극하기 때문에 epinephrine 투여 후 입술에 청색증이 보일 수 있다. 원칙적으로 선택적 베타2－항진제는 알파 adrenergic 작용이 없어서 수축작용이 없다. 그럼에도 불구하고 일부 환자에서는 선택적 베타2－항진제 투여 후에도 빈맥을 보이는 경우가 있다.

④ 선택적 베타2－항진제는 평활근을 자극해서 진전(tremors)이 생길 수 있으며, 또한 glycogenolysis를 역시 자극해서 저칼륨혈증(hypokalemia)이 생길 수 있으나 epinephrine 투여 후에 볼 수 있는 창백 현상은 없다.

⑤ 알파－adrenergic 수용체는 알파1과 알파2 아형으로 나누며 알파1－수용체의 자극은 혈관과 기도 평활근을 수축시킨다, 실례로 알파－adrenergics의 자극으로 혈관 수축과 모세혈관 및 세정맥의 투과성 감소로 코 점막의 부종을 감소시킨다.

⑥ 반면 베타2－adrenergics는 알레르겐으로 인한 비만세포와 호염기구로부터 매개체 유리를 억제하고 기도 평활근을 이완시켜 천식의 기도 폐쇄를 호전시킨다.

⑦ adrenergic 약제에는 catecholamines계 약물로 epinephrine, isoetharine, isoproterenol, bitolterol이 포함되고, noncatecholamines로는 ephedrine, albuterol, metaproterenol, salmeterol, terbutaline, pirbuterol, procaterol, fenoterol이 포함된다.

⑧ catecholamines는 효소에 의해 신속히 불활성화되며 위장관과 간을 통해서 배설된다. 따라서 epinephrine과 isoproterenol은 주사제와 흡입제로 점막에 극소적 투여에는 제한이 많다.

⑨ ephedrine은 오래된 약제로 베타 자극효과는 약하며, 부작용으로 과다활동, 불안, 불면증, 두통이 빈번하다.

● 새로운 noncatecholamine adrenergic agents인 metaproterenol, terbutaline, albuterol은 경구 투여로 작용시간이 ephedrine(4hr)보다 길어 6시간까지 가며, 기도 내 베타 수용체에 선택적인 작용이 있고, 특히 흡입 투여로 심혈관계 부작용 없이 효과적인 기관지 확장 작용이 있다.

● salmeterol은 albuterol(salbutamol)의 장기적 작용이 있는 유도체이다.

salmeterol 일회 용량 흡입으로 적어도 12시간 기관지 확장을 시킬 수 있으며, 흡입 알레르겐에 대한 즉시형 그리고 후기 반응을 억제시킨다. 또한 24시간 동안 알레르겐으로 야기된 기도 과민성을 억제시킨다. 흡입제로 투여시 경구 투여보다 더 적은 용량으로 효과적이고, 분무(aerosol) 투여는 부작용이 거의 없으며, 어디에서나 사용이 간편하다는 장점이 있다.

● 베타2－adrenergic receptors에 대한 autoantibodies가 천식 환자 소수에서와 cystic fibrosis 환자 일부와, 혹은 정상인 소수에서 확인되었는데 autoantibodies가 있으면 베타－adrenergic hyporresponsiveness가 있다. 이러한 autoantibodies는 천식 환자에게서 자율신경계 기능 이상이 초래된다. 이때 adrenergic 약제에 대한 탈감작이나 내성이 생길 수 있으며, 만약 이때 이 약제를 처방하면 대개는 심각한 치료상 문제점은 없으나 약제 효과가 감소된다.

adrenergics의 부작용은 ＜표 11-3＞과 같다.

〈 표 11 - 3 〉 adrenergic 약제의 부작용

skeletal muscle tremor	nausea
cardiac stimulation	vomiting
hypoxemia의 악화	epigastric pain
increased airway obstruction	flushing
headache	hyperglycemia
insomnia	hypokalemia
irritability	tolerance

대부분의 salbutamol(albuterol)과 metaproterenol 네블라이저 용액에는 benzalkonium chloride가 방부제로 들어 있어서 간혹 천식 환자에서 기관지 수축 현상의 원인이 되며, 기관지 확장 반응이 제한될 수 있다. 그러나 MDI로 된 약제에는 benzalkonium chloride가 없다.

또한 네불라이저 용액에는 stabilizing agent로 metabisulfite가 들어 있어서 역시 이 약제에 과민한 경우 기관지 수축이 악화될 수 있다.

1) 흡입제 지속성 베타2－항진제(long－acting inhaled 베타2－agonist) formoterol 과 salmeterol이 있다.

① 작용시간이 12시간(대부분의 속효성 베타2－항진제가 4∼6시간인 데 비해)이다.

② 다른 베타2－항진제와 같이 기도 평활근 이완작용, mucociliary clearance를 높이고, 혈관 투과성 감소 작용이 있고, 비만세포와 호염기구에서 염증 매개체 유리를 조절한다.

③ 흡입제 지속성 베타2－항진제는 경구제보다 더 좋은 기관지 확장 작용이 있고, 기관지 수축 자극에 대해 방어 효과가 있다.

④ 지속성 흡입제 베타2－항진제는 흡입제 스테로이드와 병용했을 때 더욱 효과 있다. 최근 스테로이드와 같이 병합용으로 상용되고 있다.

1회 흡입시에 지속성 베타2－항진제와 스테로이드제를 동시에 병합, 흡입할 수 있는 간편한 제품이다.

〈 표 11－4 〉 흡입제 베타2-항진제

작용 발현	작용 기간	
	short	long
rapid	Fenoterol Pirbuterol Procaterol Salbutamol(Albuterol) Terbutaline	Formoteral
slow	salmeterol	

- formoterol 4.5μg+Budesonide 160μg=상품명 Symbicort(DPI)
- Salmeterol 50μg+fluticasone propionate 100μg=Seretide Diskus
- Salmeterol 50μg+fluticasone propionate 250μg
- Salmeterol 50μg+fluticasone propionate 500μg

⑤ formoterol은 salmeterol보다 작용 시작이 더욱 빠르고 증상 예방만큼 증상 호전에 적당하다. 부작용은 경구제에 비해 적으며, 간혹 심혈관계 혹은 muscle tremor나 hypokalemia가 있을 수 있다. 반면 Seretide Diskus는 지속성 기관지 확장제가 Symbicort에 비해 높고, 스테로이드 용량은 100μg부터 용량 단계별로 되어 있다.

2) 경구용 지속성 베타2 – 항진제(oral long acting 베타2 – agonists)

①salbutamol의 서방형제(slow – release formulations), 혹은 ②terbutaline과 ③bambuterol이 있다.

작용 기전을 보면, 경구용 지속성 베타2 – 항진제 역시 다른 베타2 – 항진제와 같이 기관지 확장제로서 기도 평활근을 이완시키고, mucociliary clearance를 증가시키는 작용과 혈관 투과성을 감소시키며, 비만세포와 호중구로부터 유리되는 매개체를 조절한다.

치료 역할로는 천식의 야간 증상에 도움이 된다. 야간 증상이 충분히 조절되지 않았을 때 흡입제 스테로이드와 병용하면 효과적이다. 흡입제 스테로이드 저용량의 흡입으로 조절되지 않는 천식 환자 조절에 있어 bambuterol은 부작용 또한 빈번하지만 salmeterol만큼 효과가 있다.

부작용으로 심혈관 자극, 불안, 진전이 있을 수 있으며, 부작용은 베타2 – 항진제와 테오필린 병용 투여로 역시 더욱 빈번하게 생길 수 있다.

(2) 부신피질 스테로이드

알레르기 질환 염증 반응에 가장 강력한 약제이다.
부신피질 스테로이드의 항염증 작용으로는
① 백혈구 활동의 변화로 백혈구의 염증 부위로 이동을 억제시키고, mitogens의 반

응을 감소시키며 cytotoxicity를 감소시킨다. 또한 피부에 지연형 과민 반응을 역시 억제한다.

② 매개체 유리억제(mediator release suppression) 작용으로 히스타민의 합성과 유리를 억제시키고 prostaglandins와 다른 arachidonic acid 대사를 감소시킨다.

③ cyclic adenosine monophosphate(cAMP)를 증가시키는 약제에 대한 상승 반응 효과가 있다.

④ 베타— adrenergic 약제에 대한 상승 효과 (베타— aderenergic 수용체 생성 증가 즉, catecholamines의 extra neural 흡수 감소로 초래된 epinephrine의 유용성 증가)가 있다.

⑤ 부신피질 스테로이드의 항염증 효과는 cytokines, 즉 interleukin(IL)—1베타, tumor necrosis factor—알파, granulocyte—macrophage colony stimulating factor(GMCSF), IL—2, IL—3, IL—4, IL—5, IL—6 같은 cytokines 합성 억제에 의해서 그리고 chemokines, IL—8, RANTES, macrophage inflammatory protein—1 알파(MIP—1알파)의 합성 억제에 의한 것이다.

⑥ prednisone은 투여 경로와 관계없이 prednisone의 4~10배 prednisolon 농도로 전환된다. 이때 간 질환이 있거나 신장 부전 등의 문제가 있으면 효과에 약간의 지장이 있을 수 있다.

⑦ 스테로이드제의 반감기는 스테로이드 혈장 농도에 의한 것이 아니고 새로 합성된 효소의 전환 시간에 의해 결정된다.

1) 흡입제 스테로이드

① 직접 기도에 국소 효과가 있는 것으로 기도의 염증, 부종, 점액 생성, 혈관 투과성, 점막의 IgE치를 감소시킨다. 또한 호중구, 호산구, 호염기구, 비만세포의 국소 응집을 감소시켜 기도 염증 증상을 현저히 감소시키며, 기도 과민성도 약화시킨다.

② 흡입제 스테로이드는 조기와 후기 알레르기 반응을 감소시키는 반면 전신적인 스테로이드는 주로 항원에 대한 후기 반응을 억제한다.

③ 임상에서 사용되는 흡입제로 MDI제인 budesonide, flunisolide, triamcinoline acetonide, beclomethasone dipropionate는 같은 작용을 보인다.

④ MDI와 비교했을 때 Turbuhaler(DPI)가 기도로 budesonide 약제의 유도 전달을 배로 해 준다. 스테로이드를 MDI에 스페이서나 챔버를 부착해서 쓰면 구강 내와 인후에 약물 침착을 줄이고 기도로 분사 전달을 높인다.

⑤ 천식 영유아가 상기도 감염으로 증상이 심해져 입원해야 될 정도로 심한 경우에는 흡입제 혹은 경구 스테로이드 투여로 발작의 심한 정도와 기간을 감소시킬 수 있다. 그러나 3세 이하에서 흡입제 저용량 스테로이드로의 유지 치료 효과에 대한 근거는 역시 없다.

　

< 흡입제 스테로이드제의 부작용 >

① 스테로이드 흡입제 치료의 부작용 내지 합병증은 oropharygeal candidiasis, dysphonia, disseminated varicella, 장기간 고용량 투여로 hypothalamic-pituitary adrenal axis를 억제시킬 수 있다.

〈 표 11-5 〉 흡입제 부신피질 스테로이드 용량

약제	Low dose	Medium dose	High dose
Beclomethasone dipropionate	100~400μg	400~800μg	>800μg
Budesonide	100~200μg	200~400μg	>400μg
Fluniosolide	500~750μg	1,000~1,250μg	>1,250μg
Fluticasone	100~200μg	200~500μg	>500μg
Triamcinolone acetonide	400~800μg	800~1,200μg	>1,200μg

· 약제의 적당한 용량을 결정하는 가장 중요한 요인은 치료에 대한 환자의 반응을 판단하는 임상가의 결정에 달려 있다. 의사는 환자의 몇 가지 임상적 기준으로 나타나는 환자의 반응을 예의 주시하고 있어야 하며, 그에 따라 약제 용량을 조절하여야 한다.

· 치료의 단계적 접근은 일단 천식을 조절할 수 있게 되면 약제의 용량은 조심스럽게 조절할 수 있는 최소한의 선으로 적절하게 조정한다.

· Metered-Dose Inhaler(MDI)의 용량은 물론 밸브에서 나온 것 모두를 환자가 흡입했다고 할 수는 없지만 밸브에서 얼마만큼의 용량이 나왔는가로 표현된다. Dry Powder Inhaler(DPI)의 용량은 깊이 빨아들인 후 Inhaler 안에 남아 있는 용량으로 표현된다.

② 매일 총 400μg의 budesonide, 혹은 400μg의 fluticasone 용량을 넘지 않으면, 천식 소아의 대부분에서 뼈에 성장(linear growth) 장애는 오지 않는다.

1일 총 800μg 흡입제 스테로이드로 인한 성장에 문제는 경구용 prednisone 2.5mg/kg을 매일 쓴 것보다 적다.

③ 흡입제 스테로이드 치료는 심지어 격일제로 경구용 스테로이드를 투여하는 것보다도 더 효과적이다.

④ 부작용은 투여 용량과 간격, 그리고 치료 기간과 관련 있다.

2) 전신적 스테로이드제(systemic glucocorticosteroids)

경구, 주사제가 있다.

경구제로 prednisone, prednisolone, methylprednisolone은 최소한의 mineralcorticoid 효과 때문에 선호한다. 중등증 이상 심한 지속성 천식 치료 때 필요하다.

<전신적인 스테로이드 치료시 고려 사항>

① poison ivy로 인한 접촉성 피부염이나 심한 천식 발작 등에서 전신적 스테로이드를 단기간 즉 7일 이내로 사용함은 용량 감량 없이 중단하여도 부작용이 없다.

② 치료를 시작할 때 스테로이드는 충분량으로 질환이 조절될 때까지 3~4회로 매일 투여한다. 부작용 없이 질환의 활동을 억제하기 위해서는 투여 용량과, 투여 간격을 조정해 주는 것이 중요하다.

③ 급성 증상이 호전되면 가능한 한 격일로 prednisone 혹은 prednisolone을 준다. 격일제 투여시 약은 1회 매 48시간마다 혹은 매일 1회 아침 6~8시에 준다.

만약 매일 스테로이드 치료가 필요하면 1회를 아침 6~8시에 준다. 이러한 투여 방법은 내인성 cortisol 분비와 비슷해서 hypothalamic-pituitary-adrenal axis를 적게 억제시키고 같은 양의 1일 용량을 나누어 투여하는 것보다 부작용이 적다.

④ 성인을 조사한 일부 보고에 의하면 경구제 스테로이드를 오후 3시에 1회 투여한 경우, 특히 야간 천식에서 아침, 저녁으로 투여한 경우보다 부작용도 없이 효과적이었고, 흡입제 스테로이드를 역시 오후 3~5시에 1회 투여한 경우 1일 4회 나누어 투여한

경우와 같은 효과를 보였다.

⑤ 흡입제 혹은 저용량 경구제 스테로이드로 유지 치료 중에 천식 발작이 생겼을 경우에 수일간 고용량 억제 치료가 적용되며, 급성 증상이 호전되자마자, 즉시 저용량 격일 치료로 해야 한다.

⑥ 가장 중요한 것은 치료에 대한 환자의 반응을 임상의사가 주의 깊게 관찰하고 판단하는 것이다. 따라서 임상의사는 환자의 치료 반응에 대한 효과와 부작용을 모니터해야 한다.

⑦ 부작용은 osteoporosis, arterial hypertension, diabetes, hypothalamic-pituitary-adrenal axis suppression, cataracts, glaucoma, obesity, 피부가 얇아지면서 cutaneous striae와 쉽게 멍이 드는 일(bruising) 등이 장기간 전신적인 스테로이드 투여시에 올 수 있다.

⑧ 전신적인 스테로이드 치료시 환자가 tuberculosis, parasitic infection, osteoporosis, glaucoma, diabetes, severe depression, peptic ulcer가 있으면 주의를 요한다. 흉부 방사선 소견에 치료된 폐결핵이 있는 경우 장기적 경구 스테로이드 치료가 필요하면 전형적인 항결핵 치료를 해야 하지는 않지만 예방적으로 isoniazid를 준다.

⑨경구제 스테로이드를 복용중인 환자는 herpes zoster에 감수성이 높고, 수두 등이 전신적으로 더 심해질 수 있어서 항 zoster 면역 글로불린을 줄 수 있다.

(3) Cromolyn sodium(Disodium Cromoglycate, 혹은 Intal)

1,3－bis(2-carboxychromon-5-yloxy)-2-hydroxypropane의 sodium salt로 되어 있다.
물에는 잘 용해되나 지방에는 녹지 않아 경구 투여로는 단지 1%만 위장관으로 흡수되어 거의 흡입 사용만이 가능하다.

1) 이 약제는 ① 분말 흡입제(turboinhaler, spinhaler)가 있으며,

② 1%(20mg/2ml) 네뷸라이저 용액

③ MDI(metered-dose inhaler, 800μg/actuation)로 흡입한다.

2) 이 약제는 원칙으로 천식에 쓰이지만 비강 분무제로 알레르기 비염에도 어느 정

도 가치가 있다. 그 외에 aphthous ulcers, food allergy, systemic mastocytosis, ulcerative colitis에 다양한 정도의 효과를 보인다.

3) 이 약제는 기관지 확장 작용이 없다. 그러므로 급성 천식 치료에는 효과가 없다. 그러나 예방적으로 20mg dose 2～4회를 spinhaler나 네뷸라이저로 혹은 매일 2～4회 MDI로 흡입 투여한다.

4) 작용기전은

① antibody-mediated와 non-antibody-mediated 비만세포의 탈과립과 각종 매개체 유리를 예방하는데 그 기전은 비만세포막을 통과하는 antigen stimulated calcium을 차단시키기 때문이다.

②크로몰린이 히스타민 유리도 억제시키는데 이는 비만세포의 phosphorylation 조절에 의한다. 이러한 매개물 억제 효과는 다른 염증세포, 즉 macrophages, eosinophiles, monocytes에서도 매개체 억제 효과가 있다.

③ 약간의 phosphodiesterase 억제 효과도 있다.

④ 기전이 확실히 밝혀지지는 않았지만 기도 과민성을 감소시키며, 항원에 노출되기 전에 투여하면 후기 천식 반응을 예방할 수 있다.

⑤ 또한 sulfur dioxides, 운동, 찬 공기 같은 비면역학적 자극물에 의한 기도 수축도 억제시킨다.

이러한 자극물들 중 일부는 비만세포로부터 나온 매개체 유리가 원인이 아닌 경우도 있는데, 즉 크로몰린은 신경 섬유 myelinated afferent nerve fibers에 의해 신경자극전달 물질로 인한 기관지 수축 반사 조절에도 직접 작용한다.

⑥ 크로몰린은 알레르기 및 외인성 천식에 상당한 가치가 있을 뿐만 아니라 비알레르기, 즉 내인성 천식 환자도 역시 호전시킨다.

⑦ 중증보다는 경증 천식 환자에게 더 효과적이다. 천식 환자의 70%는 크로몰린 흡입으로 어느 정도 효과를 본다.

⑧ 크로몰린의 독성 작용은 단지 목이 건조하거나 아주 드물게 일시적인 기관지 수

축 부작용이 있는 정도로 매우 낮다. 기관지 수축은 약제 그 자체에 내적 효과는 아니고 건조한 분말이 기도를 자극해서 생기는 분말 흡입으로 인한 것으로 본다. 아주 드물게 두드러기, angioedema, pulmonary eosinophilia가 올 수 있다.

⑨ 적어도 4~6주간 흡입해야 효과를 본다.

(4) Nedocromil sodium

pyranoquinoline dicarboxylic acid로 화학적으로 cromolyn과 다를 뿐 작용이 거의 유사하며, 크로몰린에 비해 운동, 찬 공기 및 bradykinin에 의한 기도 수축 혹은 비아토피성 천식에 더 효과적이다.

작용기전은 cromolyn처럼

① 사람 폐의 비만세포에서 매개물질 분비를 억제하며,

② 호산구, neutrophil, macrophage의 활성화를 억제한다.

③ 조기 및 후기 천식 그리고 비염의 반응을 억제한다.

④ 운동으로 혹은 찬 공기를 과호흡하거나, ultrasonically nebulizaed distilled water, sulfar dioxide 또는 adenosine 흡입 등으로 인한 기관지 수축의 반응을 억제할 수 있다.

⑤ 역시 천식 환자에게 기도 과민성을 감소시킬 수 있다.

nedocromil sodium 4mg 1일 4회 투여는 천식 성인에게 bechomethasone 800μg/일을 준 경우보다는 적은 효과지만 하루 총 400μg 흡입제 bechomethasone diproprinate를 투여한 것과 같은 예방 효과가 있다.

소아에서 nedocromil에 관한 연구는 적지만 천식 소아에게 MDI로 cromolyn 10mg을 준 것과 비교되는 운동 유발성 천식(EIA)에 대한 예방 효과가 있는 것으로 본다.

하루 4mg/4회로 3~4주 내에 효과를 본다. 부작용은 드물며 기침, 인후통, 비염, 두통, 오심 등을 간혹 보이나 큰 의미는 없다.

(5) 항콜린제(Ipratropium bromide)

① 항콜린제는 muscarinic 수용체에서 acetylcholine의 작용을 antagonizing하는 미주신경으로 매개된 반사를 억제시킨다. muscarinic 수용체는 말단 기관지보다는 상단 기도의 평활근, 점막하 분비선, 비만세포와 prejunctional postganglionic nerves에 있다. 이 muscarinic 수용체에는 5개의 아형이 있는데 이들 중 M1, M2, M3가 기도 내에 있다. M1 수용체는 parasympathetic ganglia에서 neurotransmission을 촉진하며, M2 수용체는 acetylcholine 유리를 귀환억제(feedback inhibition)시키는 postganglionic nerves상에 있는 autoreceptors이다.

M3 수용체가 기도 평활근과 점막하 분비선에 있으면서 전형적인 muscarinic 효과를 나타낸다. 이것은 quarternary amine이어서 비강, 기도, 장 점막에 잘 흡수되지 않는다.

② 그러나 점막하 분비선에 parasympathetic transmission을 차단해 콧물은 호전시키나, 비점막 내에 sensory nerve 반사로 생기는 재채기, 코막힘은 호전시키지 못한다.

③ ipraropium bromide 흡입제는 급성 천식으로 인한 심한 기도 폐쇄 환자에게 특히 흡입제 albuterol의 기관지 확장 작용을 높일 수 있다. 적어도 5세 소아에서 1회 250 μg 용량을 3번, 20분 간격으로 nebulzier로 albuterol과 같이 흡입시키면 더욱 효과가 있다.

● 0.03% 또는 0.06% 비강 분무로써 통년성 비알레르기 비염 또는 감기로 인한 콧물을 감소시키는 데 효과가 있고, 통년성 비염 환자에서 후비루와 재채기, 비울혈을 호전시킬 수 있다.

코가 건조해지고 비 출혈이 비강 분무에 가장 흔한 부작용이며 환자의 10% 이하에서 생기고 기침은 흡입제 투여 후 6% 이하에서 생길 수 있다.

(6) 테오필린(Theophylline)

급성, 만성 천식 치료약제이다. 그러나, 아직까지 작용기전이 명확히 밝혀지지는 않았다.

1) 테오필린의 작용기전

일반적으로 아미노필린(aminophylline = 85% theophylline + 15% ethylenediamine) 정주 투여는 중등증 이상 심한 급성 천식 발작 치료로, 그리고 서방형 테오필린은 만성 천식에 조절 유지 치료로 사용된다.

〈 표 11-6 〉 테오필린 작용기전

· adenosine antagonism
· 세포막의 calcium influx 효과 증대
· prostaglandin antagonism
· 베타2-adrenergic agents와 상호상승작용
· c-AMP를 c-AMP-binding protein으로 binding을 높인다.
· 기관지 평활근 이완으로 기관지 확장 효과
· 항염증 효과가 있다.
· 순환 혈액 내 endogenous catecholamines의 농도를 높임
· fatigued diaphragm에 수축력을 높인다.

① 10mg/l 이상의 혈중 농도에서 phosphodiesterase 억제 효과의 영향으로 기관지 확장을 나타낸다.

② 테오필린 저용량의 혈중 농도로 만성 기도 염증과 기도 과민성을 감소시킨다.

그래서 즉시형 그리고 후기 천식 반응 양자를 억제시킨다.

테오필린의 치료 및 부작용은 모두 혈중 농도와 관계 있는데 독성 효과는 투여량뿐만 아니라 환자의 연령과 상태에 따라 다르지만 일반적으로 혈청 농도가 20mg/l 이상이면 증가된다. 따라서 이 약제 사용시에는 혈청 테오필린 농도 측정이 이 약제 효과와 안전성에 중요한 부분이다.

특히 소아에서 테오필린 측정 방법은 특이적이고, 신속, 예민해야 하며(specific, sensitive, rapid) 소량의 샘플로도 가능해야 한다. finger prick blood 샘플로 15분 내 결과를 볼 수 있는 간편한(AccuLevel) 방법이 시도되고 있다. 테오필린의 타액 농도 측정은 혈청내 치의 약 60%를 보이며 임상적 응용에 충분히 정확하다.

테오필린은 간에서 cytochrome p450-dependent microsomal mixed function oxidase를 통해 biotransformation에 의해 대사된다.

약 10∼15% 테오필린은 뇨를 통해 배설된다. 이 약제 배설 역시 환자간에 그리고 환자상태에 따라 변동이 있다. 여러 환경적 그리고 질병 요인과 병용투여약물에 따라 배설률이 다를 수 있다.

〈 표 11 -7 〉 테오필린이 배설에 미치는 영향

Factor	배설 감소/혈중치 증가	배설 증가/혈중치 감소
Disease	Liver disease(cirrhosis, acute hepatitis) Congestive heart failure Acute pulmonary edema Febrile viral resoiratory illness Renal failure	Hyperthyroidism Cystic fibrosis
Drugs	Troleandomycin Erythromycin Clarithromycin Fluoroquinolones Cimetidine Ranitidine(less than cimetidine) Oral contraceptives Ketoconazole Mexiletine Pentoxifyline Allopurinol Ticlopidine Thiabendazole Propranolol Influenza vaccine	Carbamazepine Phenytoin Rifampin Phenobarbital Terbutaline Isoproterenol(intravenous) sulfinpyrazone
Habits	High carbohydrate, low protein	Smoking(tobacco or marijuana)
Diet	Dietary xanthines	High protein, low carbohydrate Charcoal-broiled meats

※ Nelson Textbook of Pediatrics 16 ed. p.656 인용

③ 테오필린의 기관지 확장 효과에 대한 적정 혈중 농도는 5∼20μg/ml이다. 다만 환자마다 기관지 확장의 적합한 효과 농도가 다를 수 있다. 따라서 용량 가이드에 표

시된 혈중치보다 임상에서 환자의 반응을 의사는 유용해야 한다. 그러나 실제 용량은 안전성이 확실한 최고 테오필린 혈중 농도 측정 없이 그 연령군에 평균 용량 이상을 초과해서는 안 된다.

④ 어떤 환자는 $10\mu g/ml$ 이하의 혈중 농도에서도 좋은 기관지 확장 효과가 있다.

테오필린의 약물대사, 흡수와 배설은 병용 투여 약제와 환자 상태에 따라 다르다.

2) 테오필린의 유형

① 서방형 테오필린

서방형(slow-release, SR)제의 흡수 특징은 약제에 따라서 식사와 같이 투여했을 때 흡수가 지연되거나 촉진될 수 있다. 식사와 같이 Theo Dur tab.이나, Slo-bid Gyrocaps를 투여했을 때 생체이용률(bioavailability)에는 효과가 없거나 작으며, 대개 1~2시간에 최고 혈청치 농도에 도달하는 것이 지연될 수 있다. 반면 uniphyl을 식사와 같이 투여했을 때는 약제 흡수가 거의 배가될 수 있다. 또한 서방형 제제 흡수는 같은 환자에서도 시시각각 변할 수도 있다. 최고 혈청 농도가 서방형 제제는 대부분 투여 후 4~8시간에 생긴다. 그러나 어린 소아에서는 약제 대사가 더욱 빠르다.

테오필린 흡수는 야간에 더 서서히 되며 따라서 매 12시간 간격으로 투여했을 때 하루 중 이른 아침에 혈중 농도가 더 높다.

서방형 테오필린 8~$15\mu g/ml$ 혈중 농도 유지 투여로 매일 흡입제 beclomethasone dipropionate $84\mu g/ml$ 4번으로 볼 수 있는 효과와 비교되는 효과를 나타내므로 경증 혹은 중등증 천식 증상 조절에 유용하다.

② 속효성 테오필린

아미노필린(85% theophylline + 15% ethylenediamine)은 효과를 더 증가시키지 못하며, ethylenediamine 과민 반응 때문에 부작용이 생길 수도 있다.

3) 테오필린의 부작용

테오필린의 독성 작용은 중요한 임상적 문제점이다. 이 약제의 독성 증상과 징후는 다양하다

<표 11-8> 테오필린의 부작용

GI symptoms— nausea, vomiting, cramping pain, hematemesis
insomnia
irritability
tremors
tachycardia(rhythm disturbace, atrial & ventricular premature contraction)
headache
severe seizure
hypokalemia
hyperglycemia
ataxia
hallucination

4) 테오필린 독성 작용의 치료

① activated charcoal 30gm 준 후 위 세척을 하거나 혹은 토하게 한다.

② 서방형 테오필린 복용 후 2~3시간 간격으로 charcoal을 반복 투여한다.

③ non absorbed saline cathartics 투여로 약제의 위장관 통과 시간을 줄인다.

④ 경련에 대해서는 diazepam을 주사한다.

⑤ 저혈압과 supraventricular ventricular arrhythmias에는 propranolol을 투여한다.

⑥ ventricular tachycardia에는 lidocaine을 투여한다.

⑦ gastric acid로 인한 emesis에는 ranitidine을 준다

(7) 류코트리엔 조절제(leukotriene modifiers)

이 약제는 알레르기 염증 매개물인 leukotriene 수용체 길항 작용과 5-lipoxygenase 합성을 억제시키는 것으로 폐 기능을 호전시키고 천식 증상을 감소시킨다. 운동, 찬 공기, PAF, 알레르겐 등에 의한 기관지 수축에 대해 방어력이 있다. 또한 흡입 알레르겐에 대한 후기 천식 반응과 뒤 이어오는 기도 과민성 증가를 억제시킨다.

montelukast는 운동 유발성 기관지 수축을 24시간 억제할 수 있으며, Zileuton은 5-lipoxygenase 합성을 억제시켜 기관지 수축뿐만 아니라, 코와 위장관 증상을 예방하

며, aspirin 유발로 인한 혈관 부종(angioedema)도 예방한다.

이 약제는 소아 중등증 지속성, 그리고 중증 지속성 천식에서 저용량 흡입제 스테로이드로 충분한 조절이 되지 않는 소아에게 치료 첨가제로 사용한다.

소아 천식의 항천식 치료제인 cysteinyl leukotriene 1(cysLT 1) receptor antagonists 로는 ①montelukast, (singulair) ②pranlukast, (onon) ③zafirlukast(accolate)가 있다.

경구제로 montelukast는 1일 1회, zafirlukast와 pranlukast는 1일 2회, 투여한다.

〈 표 11 - 9 〉 Leuktriene 수용체와 5 - lipoxygenase pathway에 작용하는 약제

	약제명	상품명	용량	
Leukotriene -receptor antagonist	Montelukast	Singulair	밤에 자기 전 1회 4세 후 5mg/1tab 2~4세 4mg/1tab	씹어 먹는 알약
	Pranlukast	Onon, Ultair	1일 50~100mg씩 2회 (0.5g) = 1포	소아용 분말제
	Zafirlukast	Accolate	20mg 1일 2회 (12세 이상)	식전 1시간에 혹은 식후 2시간에
5-Lipoxyg enase inhibitor	Zileuton*	Zyflo	성인 600mg 1일 4회	치료 전 혈청 alanine aminotranserase 측정을 매 3개월마다 주기적으로 실시

※ N. Engl. J. Med. 340:197, 1999 인용

(8) 항히스타민제(Antihistamines)

① 이 약제는 여러 조직에 있는 수용체에 histamine과 경쟁하여 효과를 얻는 약제이다. 3개의 histamine receptors H1 H2 H3가 있는데 H1-receptor blockers가 알레르기 질환 치료로 사용된다.

② cimetidine과, 아마도 ranitidine(H2 antagonists)은 cell-mediated immune injury를 조정할 수 있는 H2-receptor blocking agents로서 지연형 피부 과민 반응을 억제시킨다.

③ H1-type 항히스타민제는 히스타민과 유사한 aliphatic side chains를 가진 nitrogenous bases group이다. side chain에 여러 형태의 cyclic 또는 heterocyclic ring 이 붙어 있어 여러 유형으로 분류된다.

〈 표 11 - 10 〉 2세대 항히스타민제

terfenadine
astemizole
loratadine
acrivastine
azelastine
fexofenadine(terfenadine의 active metabolite) (allegra)
cetrizine(hydroxyzine의 active metabolite)

④ 2세대 antihistamines은 알레르기 비염에 효과적이며 부작용도 적다. 알레르기 비염에 단독 혹은 충혈 제거제와 병용 투여한다.

⑤ H1-antihistamines는 경구 투여 후 신속히 흡수되어 30분이면 작용 효과가 시작되어 1시간에 최고 혈청 농도를 보이며 4시간이면 흡수된다.

⑥ diphenhydramine은 혈청 반감기가 3~4시간으로 24시간 이상 알레르기 피부 시험 반응에서 wheal과 flare 반응을 억제시키는 것으로 보아 항히스타민제의 혈중 농도와 조직 내 혹은 치료 효과와는 상관성이 적은 편이다. 따라서 혈중 반감기에 비해 약제 치료 반응은 더 오래가고 긴 편이다.

⑦ 항히스타민제는 외분비(exocrine)에, 중추신경계, 심혈관계에도 약리 작용이 있다.

⑧ 또한 항콜린성 작용도 있어서 알레르기 비염 치료에 그리고 천식 치료에 일부 도움이 된다.

⑨ IgE 매개 반응 부위에 히스타민이 폭발적으로 유리되어 이때 항히스타민제 투여로 IgE 매개 반응을 억제시킬 수 있음에도 불구하고 항히스타민제가 천식에서 비교적

효과가 적은 것은 진정 작용 때문에 충분히 효과적인 용량을 주지 못하는 문제점과, 코에 비해 폐의 알레르기 반응은 히스타민이 관여하는 것보다는 기도의 수축과 다른 매개체들의 작용이 더 크기 때문이다. 그러나 2세대 항히스타민제는 알레르겐, 운동 그리고 히스타민을 포함한 다양한 자극으로 야기된 기도 수축에 대한 방어 효과도 있다.

< 부작용 >

① 진정 효과가 있는 알코올과 중추신경 억제제와 병용을 피한다.

② 1세대, 2세대 항히스타민제 모두에서 과량으로 심장 부작용이 있다

terfenadine, asetemizol 과량은 QT interval prolongation과 ventricular tachycardia, 그리고 드물게 cardiac arrest가 생길 수 있다.

③ 간 기능 장애가 올 수 있는데 간기능 장애는 erythromycin과 같은 macrolide 항생제, ketoconazole, itraconazole, antidepressants, nefazodone, fluvoxamine 같은 cytochrome p450효소 억제제와 병용 투여할 때 생길 수 있다.

④ 그 외 홍분, 신경과민, 빈맥, 두근거림, 구강 건조증, 소변 정체(urinary retention), 변비, 경련, 피부발진, blood dyscrasias, fever, neuropathy 등이 드물게 있을 수 있으나 항히스타민제는 비교적 안전한 약제이다.

그러나 loratadine, acrivastine, azelastine, fexofenadine, cetrizine에서는 심장 부작용 근거가 없다.

〈 표 11 - 11 〉 알레르기 비염에 사용하는 약물

분류	성분명	기전	부작용	비고
경구용 H1 항히스타민제	**신세대 약물** Cetrizine Ebastine Fexofenadine Loratadine Mizolastine	H1 수용체 차단 항알레르기 효과	**신세대** 진정 작용 없음 항콜린 효과 없고 심독성 작용 없다	신세대 경구 H1 항히스타민의 유효성/안전성의 약물 생체 반응
	Acrivastine Mequitazine Azelastine 신제품 Desloratadine Levocetirizine	신세대 약물 심계항진 증상이 초래되지 않음	·Acrivastine은 진정 작용 있음 ·Mequitazine은 항콜린 작용 있음 ·경구용 Azelastine은 진정작용과 쓴맛이 초래	코, 눈 증상에 신속한 효과 (1시간 이내) 비울혈에는 효과가 떨어짐
	구세대 약물 Chlorphenyramine Clemastine Hydroxysine Ketotifen Oxatomine		**구세대** 대부분 진정 작용 항콜린 작용(+/−)	
	기타제품 Astemizole Terfenadine		심독성이 있을 수 있음	
국소 H1 항히스타민제 (코 내, 눈 내)	Azelastine Levocabastine	Hi 수용체의 차단 Azelastine의 약한 항알레르기 효과	소수의 국소 부작용 Azelastine:쓴맛	코, 눈증상에 신속한 효과 (30분 이내)
비강 내 스테로이드	Beclomethasone Budesonide Flunisolide Fluticasone Momethasone Triamcinolone	비강 염증 효과 감소 비강의 과민성 감소	소수의 국소 부작용 전신 부작용의 약함 어린 소아에서 비강 내와 흡입제 병용 투여 고려	·알레르기 비염에 매우 효과적이다 ·비강울혈에 효과적 ·후각에 효과적 12시간에서 수일 내에 호전된다
경구/주사 스테로이드	Dexamethasone Hydrocortisone Methylpredisolone Prednisolone Prednisone Triamcinolone	비강 염증 효과 감소 비강의 과민성 감소	주사에서는 전신적 부작용이 혼합됨 ·국소 조직의 소모증에 주사가 원인일 수 있다	경구 및 주사제 대신 비강 내 스테로이드제로 변경되어야 한다 필요시 경구용을 단기간 사용할 수 있다

분류	성분명	기전	부작용	비고
국소 (코 내, 눈 내)	Cromoglycate Nedocromil	기전은 잘 모름	소수에서 국소의 부작용 보임	눈 증상에는 효과적이며 코 증상에는 효과가 떨어지며 효력이 단시간이다 안전성은 매우 높다
경구용 울혈 제거제	Ephedrine Phenylephrine Phenyl- propanolamine Pseudoephedrine	교감신경 흥분성 약물 비강 내 울혈의 증상 감소	고혈압 심계항진 불안증 진전 불면증 두통 점막의 건조 glaucoma와 thyrotoxicosis의 악화	경구용 사용시 심질환에서 주의 경구 H1 항히스타민과 울혈제거제의 병합은 단독 사용보다 효과적 이나 부작용이 적지 않다
비강 내 울혈 제거제	Oxymethazoline	교감신경 흥분성 약물 비강 내 울혈의 증상 감소	경구용과 같은 부작용이 있지만 약하다 약물성 비염; 장기간 사용시 반도 현 상 유발	경구용보다 신속히 효과적으로 작용함 약물성 비염을 피하기 위 해 10일 이상 사용하지 말 것
비강 내 항콜린제	Ipratropium bromide	항콜린제	소수에서 국소의 부작용 보임 전신성 항콜린 작용이 거의 없다	알레르기 및 비알레르기 비염 모두에서 콧물에 효 과적
류코트린엔 항진제	Montelukast Pranlukast Zafirlukast	Cyst T의 수용체 차단	내성에 도움된다	단독으로 사용 또는 경구 용 H1 항히스타민과 혼 합 그러나, 효과에 대해서 아직 자료가 부족하다

(9) Ketotifen(zaditen)

Ketotifen, 즉 benzocyclohepatathiophene은 역시 항히스타민제로 비만세포 안정 효과와 leukotriene antagonist 작용이 있다. 이 약제는 항아나필락시스 작용이 있고,

IgE-dependent mediator release를 억제하며, 기관지 수축을 야기하는 PAF(platelate activating factors)를 약화시킨다. ketotifen은 상당히 유용한 약제이나 알레르기 소아에서 보고된 논문은 적은 편이다.

(10) Methotrexate

folic acid의 immunosuppressant antagonists이며 적은 용량으로 항염증 효과가 있고, 심한 만성 천식 환자에서 스테로이드의 필요량을 줄일 수 있다.

methotrexate는 심한 건선(psoriasis)과 rheumatoid arthritis 환자에서 역시 스테로이드 양을 감소시키는 효과가 있다.

심한 알레르기 환자에서 이 약제 사용에 장기적인 위험은 아직 밝혀지지 않았다.

4. 증상 완화제

기도 평활근에 작용하여 좁아진 기도를 확장시켜 주는 제제로 속효성 베타2 - 항진제, 항콜린제 및 전신적 스테로이드 및 테오필린이 이에 속한다.

(1) 속효성 베타2 - 항진제

① 속효성 선택적인 베타2 - 항진제로는 terbutaline, fenoterol, reproterol, pirbuterol, salbutamol(albuterol)이 있다. 이들 약제들은 천식에 효과적인 기관지 확장 작용이 있고, 심박 증가 작용은 적다.

② 그러나 isoproterenol 혹은 epinephrine은 빈맥의 원인이 되는 심장에 수용체와 기관지 베타 수용체 양자를 자극하여 투여 후 청색증이나 흔한 빈맥이 나타날 수 있다.

③ 선택적인 베타2 - 항진제는 수분 이내에 기관지 평활근을 이완시키고 점막운동은 증가시켜서 혈관 투과성을 감소시킴으로써 급성 천식 발작의 치료와 운동 유발성 천식

예방에 가장 유용한 약제이다. 속효성 베타2－항진제의 기관지 확장 효과는 4～5시간 지속된다.

④ 최근의 연구에 의하면 경증의 천식에는 필요시에만 사용한 경우와 지속적으로 사용하는 경우 사이에 치료 효과면에서 차이가 없다.

그러나 중등증 천식 혹은 심한 중증 천식 발작시에 이 제제를 자주 규칙적으로 장기간 사용하면 빈맥이 생길 수 있으며, skeletal muscle을 자극해서 진전을 야기시키고, 또한 글리코겐 분해(glycogenolysis)를 역시 자극하고 저칼륨 혈증이 생길 수 있다. 또한 오히려 간혹 폐 기능과 기관지 과민성을 악화시켜 천식의 이환율과 사망률을 증가시킬 수도 있다. 따라서 심장 박동 모니터를 하면서 이에 따라 주의 깊게 투여한다. 그러므로 이 제제는 천식 증상이 악화되었을 때에만 일시적 증상 호전을 위하여 제한적으로 사용하여야 한다.

⑤ 속효성 베타2－항진제의 사용으로 천식 증상이 잘 해소되지 않거나 사용 횟수가 빈번하여 매 3～4시간보다 더 자주 사용하는 경우에는 현재 시행하는 치료가 부적절한 것으로 판정하고 전문의사에게 자문을 구하고, 치료 약제의 용량을 조정하여야 한다. 이 약제는 경구용 및 흡입제 모두 투여가 가능하지만 주로 분무 흡입 치료, 정량식 분무 흡입제, 건조분말 흡입제 형태로 사용하는 것이 기관지 확장 효과도 신속하고 부작용을 최소화할 수 있다.

(2) 항콜린제(Ipratropium bromide)

항콜린제는 흡입제로 대부분 사용되며, 기도 내에 cholinergic nerves로부터 유리되는 acetylcholine 효과를 차단하는 기전으로 기관지 확장 효과를 나타낸다. 항콜린제를 흡입시키면 기도 내 intrinsic vagal cholinergic tone을 감소시켜 기관지를 확장시킨다. 이 약제는 항염증 효과가 없으며, 조기 후기 알레르기 반응을 감소시키지 못한다. 이 약제는 속효성 베타2－항진제에 비해서 약효가 느리게 나타나며(30～60분), 기관지 확장 효과도 크지 않다. 그러나 급성 중증 천식 발작시 속효성 베타2－항진제와 같이 흡입, 사용하여 기도 확장 효과를 높일 수 있다. 약효가 비교적 길어서(4～6시간) 장기간 유지 요법으로 추천되기도 하나 그 유용성은 아직 검증되지 않았다.

적어도 5세 소아에게 매회 250ug을 albuterol과 네블라이저로 겸용 투여한다.

(3) 속효성 테오필린(Theophylline)

속효성 테오필린제는 경구 혹은 정주한다. 속효성 테오필린은 흡입제 베타2 – 항진제 효과보다 떨어지지만 기관지 확장제로 사용된다. 속효성 베타2 – 항진제보다 작용 발현 시작이 느리지만 급성 발작 치료에 사용된다. 테오필린 정주 투여시에 적정 혈중 농도를 넘으면 혹은 개인에 따라서 적정 혈중 농도에 못 미치는 용량 사용으로도 부작용을 나타낼 수 있어서 각별한 주의가 요구된다. 정주 투여시에는 빈맥 등에 관한 모니터가 필요하다. 또한 이 약제 투여 전에 이미 이 약제 혹은 서방형 테오필린제를 복용하였는지를 반드시 확인하여야 한다. 속효성 테오필린제 투약 4시간 전에 이미 테오필린제를 복용하였으면 정주 양을 1/2 용량으로 감량하거나 빼야 한다.

5. 증상 조절제

증상 조절제는 지속성 만성 천식에서 특징적인 염증 소견을 조절함으로써 천식 증상의 악화를 방지하고 비가역적인 기도 개형의 발생을 억제한다. 이러한 약제들은 장기간 사용하여야 하므로 최소한 용량으로 치료하여 약제에 의한 부작용을 최소화하여야 한다.

(1) 흡입제 지속성 베타2 – 항진제

이 약제는 작용시간이 12시간 정도로 매우 길기 때문에 야간 천식과 운동 유발성 천식을 예방하는 데 매우 유용하게 사용할 수 있다. 소량 혹은 중등량의 스테로이드를 흡입하는 천식 환자에서 스테로이드 양을 늘리는 것보다는 지속성 베타2 – 항진제를 추가하는 것이 천식 증상을 더욱 효과적으로 조절할 수 있다. 대부분의 지속성 베타2 – 항진제(salmeterol)는 흡입 후 1시간 이상이 지나야 기관지 확장 작용이 나타나므로 급성 천식 발작에 응급 치료제로 사용하여서는 안 된다. 또한 항염증 작용은 미미하므로 지속성 베타2－항진제 단독으로 사용하기보다는 항염증 제제와 병용하여 투여하여야 한다. 그러나 장기간 사용하면 약물 효과가 떨어진다는 보고도 있으나 명확하지는 않다.

(2) 서방형 테오필린

최근에는 테오필린이 항염증 작용도 함께 갖고 있음이 보고되고 있으며 기도 과민성을 낮추는 것으로 알려져 있다.

(3) 부신피질 스테로이드제

스테로이드 제제는 세포막의 인지질(phospholipids) 대사에 관여하는 포스포리파제 (phospholipase) A2를 억제하여 류코트리엔과 프로스타글란딘의 생성을 방지하고, 이들에 의한 기도 수축과 알레르기 염증 반응을 억제하며, T림프구, 호산구, 비만세포 등 알레르기 염증세포에 작용하여 cytokines 생산을 억제하고, 유착분자(adhesion molecules)와 염증세포의 활성화 및 화학매체의 분비를 억제한다.

또한 미세혈관의 투과성을 억제하며 기도 평활근의 베타2－수용체의 반응도를 높인다. 지속성 천식 환자들은 스테로이드 흡입제를 규칙적으로 사용하는 것이 추천되며 치료중 천식이 악화되면 3～10일간 전신적 스테로이드를 투여하여 천식 증상을 신속하게 조절한다.

장기간 사용할 때 혈압 상승, 혈당 상승, cushing syndrome, cataract, 성장 장애 등의 전신적인 부작용이 발생할 위험이 있으나, 흡입제로 투여할 경우에는 전신적 부작용의 위험성을 최소화할 수 있다. 국소적 부작용으로는 목이 쉬거나 oral candidiasis 등이 있을 수 있으나 흡입 후 입 안을 행구어 내면 대부분 국소 부작용을 예방할 수 있다. 현재 국내에 사용되는 흡입 스테로이드는 ＜표 11-12＞와 같다.

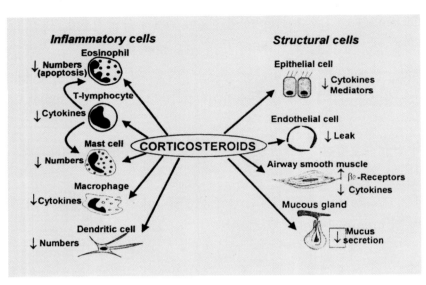

[그림 11-11] 스테로이드가 염증세포에 미치는 효과

〈 표 11 - 12 〉 스테로이드제

전신적 스테로이드	• 단시간 작용: 코티손, 하이드로코티손, 프레드니손, 프레드니솔론, 메틸프레드니솔론, 트리암시놀론 • 장시간 작용: 베타메타손, 덱사메타손 • 경구용: 　연장아: 20～50mg 　소아>4～5세:1mg/kg • 주사용: 하이드로코티손, 메틸프레느니솔론, 덱사메타손
흡입용 스테로이드	• 베클로메타손(상품명: 베코타이드, 베코디스크) 정량가압식흡입기: 50μg/회, 100μg/회, 250μg/회 분말형 흡입기(디스크) (소아 용량: 200～400μg/일, 질병의 증증도에 따라 조절) • 부데소나이드(상품명: 풀미코트) 　터부헬러: 100μg/회, 200μg/회(소아 용량: 200～800μg/일) • 플루티카손(상품명: 후릭소타이드) 정량가압식흡입기: 50μg/회, 분말흡입기(디스커스): 100μg, 250μg/회, (소아>4세:50～100μg 1일 2회)

(4) 비스테로이드성 항염증제(Cromolyn sodium, Nedocromil)

비스테로이드성 항염증제 중 크로몰린 소디움과 네도크로밀 소디움은 좋은 항알레르기 효과를 가지고 있으며 이들은 chloride channel을 억제하여 비만세포막을 안정시키며 호산구와 내피세포의 활성화와 화학매개물질의 분비를 억제한다. 천식의 조기 반응뿐 아니라 후기 반응도 억제한다. 이 제제는 소아에게 장기간 사용하여도 부작용이 극히 드물기 때문에 경증 지속성 천식에서 흡입용 스테로이드 대용품으로 추천되기도 한다.

1) cromolyn sodium(disodium cromoglycate)

물에는 잘 용해되나 지방에는 녹지 않아 경구 투여로는 다만 1%만 위장관으로 흡수되어 거의 흡입 사용만이 가능하다. 이 약제는 ① 분말 흡입제(turboinhaler, spinhaler), ② 1% (20mg/ml) 네뷸라이저 용액, ③ MDI(metered dose inhaler(800ug/1회 작동)로 흡입한다. 이 약제는 원칙적으로 천식에 쓰이지만 nasal spray로 알레르기 비염에 어느 정도 효과가 있다. 이 약제는 aphthous ulcer, food allergy, systemic mastocytosis, ulcerative colitis chronic proctitis에도 다양한 정도의 효과를 보인다.

이 약제는 기관지 확장 작용은 없다. 그러므로 급성 천식 발작 치료로는 효과가 없다. 그러나 예방적으로 20mg dose 2~4회 spinhaler나 네뷸라이저로 투여한다.

2) Nedocromil sodium

항알레르기, 항염증성 작용이 있다. 크로몰린처럼 폐 비만세포의 매개물 유리를 억제하고 eosinophils, neutrophils, macrophages의 활성화를 억제하여 조기와 후기 천식 및 비염 반응을 억제하고 기도의 과민성 그리고 운동 유발성 천식을 감소시킨다. nedocromil 4mg 1일 4회 투여한다.

nedocromil은 cromolyn에 비해 운동, 찬 공기 및 bradykinin 연무액에 의한 기도 수축과 비아토피성 천식에 더 효과적이다. 두 약제 모두 치료 효과는 대부분 2주 내에 나타나기 시작하나 4~6주 이상 흡입하여야 기도 과민성을 감소시켜 예방 효과를 나타낸다.

(5) 류코트리엔 수용체 길항제(Leukotriene modifiers)

Leukotrienes는 비만세포, 호산구, 호중구 등에서 유리되는 화학매체로 기도 평활근을 수축시키고, 혈관 투과성을 증가시키며, 점액 분비를 증가시키며, 염증세포들을 끌어모으는 역할을 한다. 이러한 leukotrienes의 작용을 억제하기 위해 leukotriene 생성에 관계하는 5-lipooxygenase를 억제하는 zileuton과 leukotriene receptor 1 inhibitor인 montelukast, zafirlukast, pranlukast 등이 개발되어 사용되고 있다. 이들은 경증과 중등증 천식의 1차 치료 약제로 상용되기도 하나 흡입 스테로이드에 비해서는 효능이 다소 떨어진다. 또한 항염증 작용이 있어 스테로이드 요구량을 줄일 수 있으며, 경구용 제제로 사용이 편한 장점이 있다. 이들 약제 사용시는 wafarine의 반감기를 연장시킬 수 있으므로 wafarine과 병용 투여시에는 prothrombine times를 측정하여야 하며, zileuton의 경우 간독성이 드물게 보고되어 사용에 제한이 있다.

(6) 항히스타민제

히스타민이 기관지 염증반응에 중요한 역할을 하지만 다른 많은 종류의 화학매개물질이 함께 기관지 수축 반응에 관여한다. 따라서 항히스타민제 단독 투여로 천식 증상의 억제에 큰 도움이 되지는 않는다. 과거에는 항히스타민제의 항콜린 작용으로 인하여 기도가 건조해질 수 있어 천식 환자에게는 항히스타민제를 사용해서는 안 된다는 주장도 있었으나, 특별한 부작용은 없는 것으로 알려졌다. 또한 일부 2세대 항히스타민제를 수주 혹은 수개월간 사용하면 천식의 증상 발현이 억제된다는 연구보고도 있으며, 항히스타민제의 항알레르기 작용을 이용하여 다른 화학매개체를 억제할 수 있는 약제와의 병용 사용시 긍정적인 효과가 있다.

참고문헌

1. Global strategy for asthma management and prevention. GINA, 2002.

2. Drazen JM, Israel E, O'Byrne PM. Drug Therapy: treatment of asthma with drugs modifying the leukotriene pathway. N Engl J Med 1999;340:197-206.

3. Behrman, Kliegman, Jenson. Nelson Textbook of pediatrics. 16th ed. Philadelphia: WB Saunders Co. 2000:645-79.

4. Estelle F, Simons F. Pharmacology and therapeutics: Allergy, asthma, and Immunology form ingancy to adulthood 3rd ed. 1996:208-36.

제12장

소아 천식의
단계적 약물 치료

소아 천식 역시 성인과 동일한 병태 생리기전을 나타낸다. 그러나, 소아는 신체와 인지능력이 성장발달 과정에서 있어서 연령 단계마다 소아 천식의 양상과 치료에 대한 반응, 부작용이 성인과는 다르다. 소아기에 독특한 사회적, 감성적 발달 과정의 특성만큼이나 호흡기의 해부학적, 생리적, 병리적 그리고 약물의 대사에 있어 연령에 따른 중요한 차이가 있다.

천식 치료약제의 투여 경로에는 흡입, 경구, 비경구용으로 주사(피하, 근육, 정주)제가 있다. 기도에 직접 투여 흡수되게 하는 흡입 치료가 가장 장점이 많으며, 고농도가 기도에 효과적으로 흡입되고, 약제에 대한 전신적인 부작용을 피할 수 있거나 최소화시킬 수 있는 방법이다. 즉 기관지 확장제의 경구 투여에 비해 기관지 확장 작용 시작이 훨씬 빠르다.

1. 소아 천식의 조절 치료

소아 천식 조절제(controller medication)
- inhaled glucocorticosteroids
- systemic glucocoticosteroid
- leukotrine modulators
- cromolyn sodium

(1) 흡입제 스테로이드의 약물동태와 작용

① 흡입제 스테로이드의 일부는 기도 내에 침착되고, 일부는 삼켜져 위 장관으로 흡수되어 배설된다. 성인에 비해 특히 소아는 흡입량에서 상당히 높은 비율이 구강에 침착 되고, 기도와 폐 내에는 낮은 비율이 흡수 침착된다.

② 소아는 성인에 비해 스테로이드 예로 부데소나이드 대사가 40%나 더 빠르다.

③ 부신피질 스테로이드는 현재까지 가장 효과적인 조절제(controller medication)이

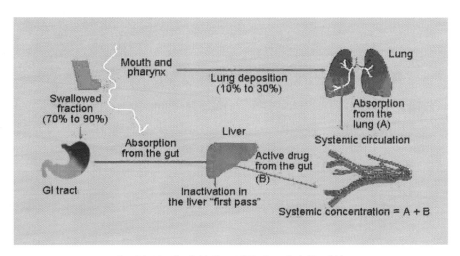

[그림 12-1] 흡입제 스테로이드 흡수와 대사
(Expert Panel Report 2: Guidelines for the Diagonosis and Management
of Asthma. 1997. NIH publication No.97-4051. 인용)

다. 그러므로 어떠한 중증 단계에서도 지속적인 천식의 치료제로 권장되고 있다.

④ 소아에 대한 흡입제 스테로이드의 연구에서 예로 $100\mu g$ 부데소나이드 혹은 이에 상응하는 타 스테로이드제를 매일 저용량 투여함으로써 천식 증상과 폐 기능에 신속하고 뚜렷한 임상적인 호전이 증명되었다. 따라서 흡입제 스테로이드의 장기적인 치료가 천식 발작의 중증도와 빈도를 감소시킨다.

(2) 소아 천식의 장기적 치료 지침

장기적 유지 치료는 환자 개개인의 천식의 중증도와 환자의 연령, 천식 약제에 대한 환자의 순응도, 즉 환자에게 알맞고 투약 가능한 형태로 약제를 선택하며, 또한 환자 개인의 환경을 고려하여 결정한다.

보호자와 그리고 환자가 이해가 가능한 연령이면 환자에게 천식에 관한 교육과 환자 자신의 천식 단계에 관한 설명 그리고 장기적 치료가 필요한 이유, 천식 치료 약제의 성상 및 사용 방법과 부작용 및 약제 보관 등에 관한 주의점을 설명하고 향후 치료 계획을 의논하고 서면 환경 관리 지침과 함께 치료를 시작하는 것이 바람직하다.

<표 12-2> 소아 천식의 장기적 치료지침

중증도	임상소견	매일 유지 치료	필요시
경증 간헐성	·간단한 발작 ·증상<주 1회 ·야간 증상 월 2회 넘지 않음 ·PEF≤20%	·필요없음 ·계절적 천식의 경우 크로몰린 혹은 네도크로밀: 계절 6~8주 전 시작 ·운동 유발성 천식인 경우, 운동 5분 전 베타2-항진제 흡입 혹은 운동 30분전 크로몰린 흡입	·간혹 속효성 베타2-항진제 흡입만으로 충분
경증 지속성	·증상>주1회, 단 1일 1회 이하 ·야간발작 월 2회 이상 ·발작으로 활동과 취침 방해 있을 수 있음 ·FEV, PEF≥80% 예측치 ·일중 변동률 20~30%	·흡입용 스테로이드 ·100~400μg부데소나이드 또는 그에 상응하는 스테로이드	·SR 테오필린 혹은 ·크로몰린 혹은 ·류코트리엔 modifier
중등증 지속성	·증상 매일, 발작으로 ·활동과 취침장애 ·야간 증상>주 1회 ·흡입용 속효성 베타2-항진제 매일 사용 ·FEV, PEF 60~80% 예측치 일중변동률>30%	·흡입용 스테로이드 400~800μg 부데소나이드 혹은 그에 상응하는 스테로이드	·흡입용 스테로이드(<800μg 부데소나이드 혹은 그에 상응하는 것)+SR 테오필린 경구 ·흡입용 스테로이드(<800μg부데소나이드 또는 그에 상응하는 것)+흡입용 지속성 베타2-항진제 ·더 고용량 흡입용 스테로이드(>800μg 부데소나이드 혹은 그에 상응하는 것) ·흡입용 스테로이드(>800μg 부데소나이드 혹은 그에 상응하는 것)+류코트리엔 modifier
중증 지속성	·증상이 매일 있음 ·잦은 발작 ·빈번한 야간 증상 ·일상 생활 제한 ·FEV, PEF≤60% 예측치 ·일중변 동률>30%	·흡입용 스테로이드(>800μg 부데소나이드 혹은 그에 상응하는 것) + 다음 중 1~2가지 병용 ·SR 테오필린 ·지속성 흡입용 베타2-항진제 ·류코트리엔 modifier ·경구용 스테로이드	

* SR=sustained release: 서방형
* 모든 단계에서 천식이 한번 조절되면 유지 치료는 적어도 3개월 유지하고 점차적인 감량은 유지 조절을 위한 최소한의 치료가 확실될 수 있을 때까지는 시도되어야 한다
* 조절 치료 도중 필요시 확장제로 흡입용 항콜린제, 속효성 경구 베타2-항진제, 속효성 테오필린 투여

1) 경증 간헐성 천식

① 증상이 주 1회 이하이고 야간 증상이 월 2회 이하이며 폐 기능과 일상생활에 지장이 없는 상태이다.

② 장기적인 치료지침에 따라 간헐적 천식에서는 대부분 환아에게 매일 유지 치료는 필요하지 않다.

③ 이 단계에서 간간히 발작이 있는 경우 발작의 정도에 따라 그때 그때 발작에 대해 속효성 베타2 – 항진제 흡입 치료만으로 대개 충분하다. 흡입이 어려운 경우 혹은 어린 영아기에는 경구용 베타2 – 항진제를 줄 수도 있다.

그러나 간혹 발작이 심한 경우에는 치료 단계를 높여 경증 지속성 혹은 중등증 지속성 천식 치료와 같은 치료가 필요할 수 도 있다.

2) 경증 지속성 천식

① 증상이 주 1회 이상 있는 경우, 그러나 1일 1회 이하인 경우 그리고 야간 발작 월 2회 이상, 단 주 1회 이하일 때를 말하며 증상 때문에 활동에 어느 정도 제약을 받고 야간에 잠을 설치는 경우를 경증 지속성 천식으로 분류한다.

폐 기능은 정상 혹은 그에 약간 미치지 못한다. 이 단계에서부터는 천식 조절 상태를 유지하기 위해 매일 유지 치료 약제가 필요하다.

② 흡입제 스테로이드로 $100 \sim 400 \mu g$ 부테소나이드 혹은 이에 상응하는 스테로이드제 흡입 치료가 필요하다. 혹은 서방형 테오필린, 크로몰린, 혹은 류코트리엔 모디화이어 중에 하나 또는 2개를 환자에 따라 선택하여 치료한다.

3) 중등증 지속성 천식

① 증상이 거의 매일 있고 소아는 일상생활 활동에 지장이 있어 힘들어 하며, 밤에도 증상이 주 1회 이상이 있는 경우다.

폐 기능은 예측치에 $60 \sim 80\%$이고 PEF의 일중 변동률도 30% 이상이다.

② 이 단계에는 흡입제 스테로이드 $400 \sim 800 \mu g$ 부테소나이드 또는 이에 상응하는 스테로이드제와 작용 시간이 긴 지속성 베타2 – 항진제를 매일 2회 병용 흡입시킨다.

서방형 테오필린이나 류코트리엔 모디화이어제는 상기 병용 치료에서 지속성 베타2 - 항진제 대신해서 줄 수 있다. 혹은 겸용 치료한다.

4) 중증 지속성 천식

① 증상이 매일 있고 빈번한 발작과 야간 발작으로 잠을 설치고 소아는 일상 활동이 힘든 경우이다.

폐 기능은 예측치에 60% 이하이고 일중 변동률도 30% 이상으로 불안하고 힘든 상태이다.

② 이 단계에서는 흡입제 스테로이드 고용량, 즉 $800\mu g$ 부데소나이드 혹은 그에 상응하는 스테로이드를 흡입시키고 여기에 서방형 테오필린, 흡입용 지속성 베타2 - 항진제 류코트리엔 모디화이어 중 한두 가지를 병용, 치료하며 전문가의 밀접한 지시를 받는다.

경증 간헐성 천식을 제외하고는 모든 단계에서 천식 발작이 조절되면 적어도 3개월간은 천식의 유지 치료를 해야 하며 환자의 증상 조절에 따라 최소한의 유지 치료를 위한 약제의 용량으로 감량한다.

장기적 유지 치료 과정 중에 발생되는 천식 발작에 대해 증상 완화제로 속효성 베타2 - 항진제 흡입, 흡입용 항콜린제, 혹은 경구용 베타2 - 항진제 또는 속효성 테오필린 등 환자에게 적합한 급성 치료제를 줄 수 있다.

<표 12-3> 천식 발작의 중증도 분류

	경증 발작	중등증 발작	중증 발작	치명적 발작
호흡곤란	보행 가능 누울 수 있다	말할 수 있음 영아-할딱거림, 짧은 울음, 수유 곤란 앉은 자세 선호	휴식시 발생 영아는 수유 불가 앞으로 구부린 자세	
언어구사	문장	구절	단어	
의식	보챌 수 있음	대부분 보챔	대부분 보챔	졸리거나 의식 혼탁
호흡수	증가	증가	더욱 증가. 30회/분 이상	
소아의 정상 호흡수 (깨어 있을 때)	<2개월<60회/분 2~12개월<50회/분 1~5세<40회/분 6~8세<30회/분			
호흡보조근 사용과 흉부 함몰	대개 없음	대개 있음	대개 있음	paradoxical thoracoabdomin -al movement
천명	대개 호기 말에 중등도	크게 들림	대개 크게 들림	소실
맥박수	<100/분	100~120/분	>120/분	서맥
소아의 정상 맥박수	영아기(2~12개월)<160회/분 학령전기(1~2세)<120회/분 학령기(2~8세)<110회/분			
기이맥	없음 <10mmHg	있을 수 있음 10~25mmHg	종종 있음 >25mmHg(성인) 20~40mmHg(소아)	없음(호흡근의 피로를 시사함)
최대호기속도 (초기 기관지 확장제 투약 후)	80% 이상	대략 60~80%	60% 이하	
산소 분압 PaO_2	정상 검사 불필요	>60mmHg	<60mmHg 청색증 동반 가능	
이산화탄소 분압 $PaCO_2$	<45mmHg	<45mmHg	>45mmHg: 호흡부전 발생 가능	
산소포화도 SaO_2	>95%	91~95%	<90%	
성인이나 청소년기에 비해 어린 소아에서 hypercarbia(hypoventilation)가 더욱 쉽게 발생한다				

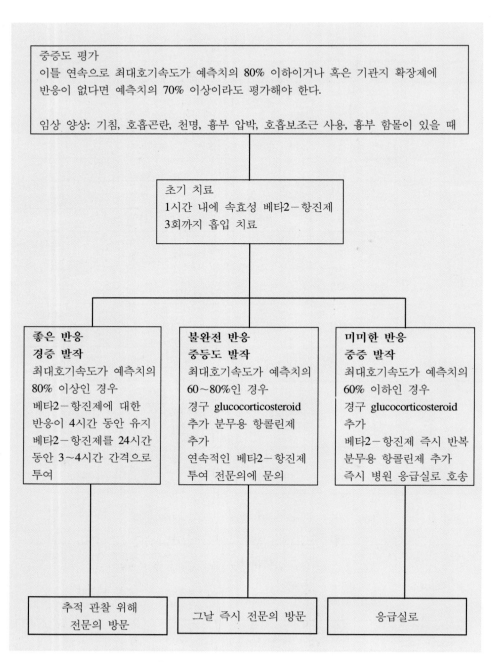

중증도 평가
이틀 연속으로 최대호기속도가 예측치의 80% 이하이거나 혹은 기관지 확장제에
반응이 없다면 예측치의 70% 이상이라도 평가해야 한다.

임상 양상: 기침, 호흡곤란, 천명, 흉부 압박, 호흡보조근 사용, 흉부 함몰이 있을 때

초기 치료
1시간 내에 속효성 베타2−항진제
3회까지 흡입 치료

좋은 반응
경증 발작
최대호기속도가 예측치의
80% 이상인 경우
베타2−항진제에 대한
반응이 4시간 동안 유지
베타2−항진제를 24시간
동안 3~4시간 간격으로
투여

불완전 반응
중등도 발작
최대호기속도가 예측치의
60~80%인 경우
경구 glucocorticosteroid
추가 분무용 항콜린제
추가
연속적인 베타2−항진제
투여 전문의에 문의

미미한 반응
중증 발작
최대호기속도가 예측치의
60% 이하인 경우
경구 glucocorticosteroid
추가
베타2−항진제 즉시 반복
분무용 항콜린제 추가
즉시 병원 응급실로 호송

추적 관찰 위해
전문의 방문

그날 즉시 전문의 방문

응급실로

[그림 12−4] 급성 천식 발작 치료

<표 12-5> 소아 천식 급성 발작의 치료 지침

중증도	임상소견	응급 치료	치료계획
경증 발작	·약한 천명 ·흉곽 함몰(−) 혹은 경함 ·PEF ≥80% 예측치 ·PaCO₂ <35mmHg ·SaO₂ ≥95%	·속효성 베타2−항진제 흡입 (유아는 경구용 사용도 무방)	투약 교육(흡입 기구 및 약제 사용법) 다음 방문예약 후 귀가
중등도 발작	·불연속성 천명 ·호흡 곤란(+) 혹은(++) ·앉은 자세를 선호함 ·PEF 60~80% 예측치 ·PaO₂ ≥60mmHg ·PaCO₂: 35~40mmHg ·SaO₂ 91~95%	·산소 흡입: humidified O₂ ·수액제 정맥 투여를 고려 ·기관지 확장제 　반복적 베타2−항진제 네불라이저 　아미노필린 정맥주사 혹은 서방형 　테오필린 경구 투여 ·항염증제 　크로몰린 흡입 　스테로이드제 흡입 혹은 단기간 　스테로이드 경구제	응급실에서 3시간 관찰 무증상시 귀가, 증상이 남아 있으면 입원
중증 발작	·천명이 크게 들림 ·호흡 곤란(++) 혹은(+++) ·앞으로 구부리는 자세 선호 ·PEF ≤60% 예측치 ·PaO₂ ≥60mmHG ·PaCO₂: 40~45mmHg 그 이상 ·SaO₂ ≤91%	·산소 흡입: humidified O₂ ·반복적 베타2−항진제 흡입 　(매시간마다 연무기로 흡입) ·아미노필린 정맥부하 후 지속투여 ·스테로이드 정맥투여	입원 치료
치명적 발작	·천명이 없을 수 있음	·이학적 소견 및 활력 징후를 감시 ·동맥혈 산소 포화도>95% 유지 ·연속 베타2−항진제(네블라이저) 흡입 ·스테로이드제 정주(6시간마다) ·아미노필린 정맥부하 후 지속투여 →호전이 없으면 　　　정맥용 터뷰탈린 투여 고려 →호전이 없으면 　　기계적 환기 요법	중환자실에 입원

2. 급성 천식 발작 치료

(1) 소아 천식 증상 완화제(reliever medification)

1) 흡입제 속효성 베타2 - 항진제

① 흡입제 속효성 베타2 - 항진제는 천식에 가장 효과적인 완화제(reliever medification)로 지난 수십 년 동안 그리고 아직까지 소아 급성 천식 치료에 1차 선택 약제이다.

② 흡입제 속효성 베타2 - 항진제는 경구, 정주 투여보다 부작용도 적고, 더욱 신속한 확장 작용이 있어 흡입 치료를 권장한다. 속효성 베타2 - 항진제는 전신 흡수율이 낮고 신속히 위장관과 간을 통해 대사된다. 따라서 경구 투여할 경우 10~15%가 전신적인 생체 이용률(bioavailabilty)이다.

③ 더욱이 성인에 비해 소아에서는 대사가 빠르고, 음식물과 같이 먹으면 위장관 생체 이용률이 감소된다.

④ 학령 전기, 학령기 소아에서 흡입제 속효성 베타2 - 항진제는 급성 천명 치료에도 다른 약제보다 우위를 차지한다.

⑤ 또한 운동 전에 한 번 흡입하여 운동 유발성 천식 발작을 예방할 수 있다.

⑥ 소아에서는 흡입제 베타2 - 항진제로 1~5시간 기관지 확장 효과가 유지된다.

⑦ 그러나 영아에서 속효성 베타2 - 항진제의 네블라이저 투여 반응은 미약하다. 이 연령에서 기관지 확장 효과 반응이 떨어지는 이유는

* transcutaneous O_2가 떨어진다는 점,
* 네블라이저 용액의 산성(acidity),
* 환기/관류 불균형(ventilation-perfusion mismatching)으로 인한 것으로 설명한다.

그러나 다른 연구에서는 영유아 연령에서도 호전을 보인다는 보고도 있다. 흡입제 투여 효과에 미치는 영향은

* inhaler device(spacer, nebulizer)
* baseline lung function,

•　증상의 기간,

　•　폐 기능의 측정 방법 등이 기관지 확장 효과의 변수에 작용한다고 본다.

　⑧ 그러나 대부분 연구에서 속효성 베타2 – 항진제가 어린 연령에서도 기관지 수축을 현저하게 호전시키는 것으로 미루어 보아 영아군에서도, 혹은 출생시부터 큰 소아에서와 같은 효과를 나타낼 수 있는 베타–adrenergic 수용체 기능이 있다고 본다.

　⑨ 천식이 일단 조절되면 3개월 동안은 유지 치료가 이루어져야 하며 점차 약제를 감량하여, 천식 조절 상태를 유지하는 데 필요한 최소 치료를 하도록 한다.

2) 스테로이드제

　① 천식 발작 초기에 흡입제 스테로이드가 회복 증가에 도움이 된다는 일부 논문이 있으나 이 개념을 뒷받침할 만한 근거 자료는 적다.

　② 경구 스테로이드(prednisolone 0.5~1mg/kg/24hrs) 투여가 신속한 회복에 필요하다. 경구 스테로이드 사용의 지침은 흡입제 속효성 베타2 – 항진제 투여 즉시 혹은 투여 1시간 후에 PEF가 예측치의 80% 이상으로 회복되어 유지되지 않으면 경구제 스테로이드를 투여한다.

　③간혹 발작으로부터 충분한 회복이 서서히 되어 발작 치료가 며칠간 계속될 때도 있지만 폐 기능과 증상의 호전이 지연되는 경과를 보이면 주의 깊은 관찰을 해야 하고, 자가 치료해서는 안 되며 가능한 한 병원 진료를 받아야 한다. 왜냐하면 환자가 급속히 나빠져서 입원 치료가 필요할 수 있기 때문이다.

<소아 천식 환자 진료시 병원 방문을 늦추어서는 안 되는 경우>

① 천식으로 인한 사망 위험이 있는 환자

② 발작이 심한 경우, 즉 속효성 베타2 – 항진제로 폐 기능이 호전되지 않는 경우
　(PEF; 예측치의 60%)

③ 기관지 확장제 반응이 즉시 없고 적어도 3시간 동안 지연되는 경우

④ 스테로이드 치료 시작 후 2~6시간 내 호전이 없는 경우

⑤ 그 외 너무 나빠지는 소견이 있을 때

3) Epinephrine

epinephrine(adrenaline)은 anaphylaxis나 angioedema의 중요한 급성 치료로 피하 혹은 근육주사한다. 또한 심한 급성 천식 발작 치료로 신속히 흡입제 베타2 - 항진제를 이용할 수 없을 때 사용될 수 있다. 그러나 부작용 가능성이 특히 저산소증 환자 중에 있을 수 있음을 감안해야 한다. 최근에는 속효성 기관지 확장 목적으로 Epinephrine 대신에 Terbutaline 피하 주사가 부작용도 적고 더욱 효과적으로 쓰인다.

4) 항콜린제(Ipratropium bromide)

네뷸라이저 베타2 - 항진제와 항콜린제(Ipratropium bromide) 병용 투여가 단독 투여시보다 나은 기관지 확장 효과가 있으며, methylxanthines제를 고려하기 전에 투여한다. 소아에서도 성인에서와 비슷하게 이 두 약제의 병용 치료가 입원율을 낮추고 PEF와 FEV1를 더욱 호전시키는 효과가 있다.

5) Methylxathine제

흡입제 베타2 - 항진제에 대응하는 기관지 확장 효과가 있으나 부작용 때문에 단지 베타2 - 항진제 외의 치료로 고려되거나, 주의 깊게 부작용을 모니터하면서 베타2 - 항진제에 병용 치료제로 사용한다.

6) 전신적인 부신피질 스테로이드(systemic Corticosteroid)

발작을 신속히 해소하는 데 전신적인 스테로이드는 모든 중등증 이상 천식 치료에 빠트릴 수 없이 고려되어야 한다. 특히

① 초기 흡입제 속효성 베타2 - 항진제로 폐 기능 호전에 실패했을 때
② 환자가 이미 경구용 스테로이드를 복용했는데도 발작이 있을 때
③ 지난 번 발작 때 경구용 스테로이드제가 필요했던 경우

전신적인 스테로이드는 경구 투여가 정주 투여와 비슷한 효과가 있고 주사제로 인한 고통이 없어서 경구제를 선호한다. 그러나 환자가 경구 약제를 토할 경우 비슷한 용량을 재차 투여해야 한다. 간혹 응급실에서 퇴원해야 할 경우 근육주사가 이용될 수도 있다.

전신적 부신피질 스테로이드는 적어도 4시간 내 임상 호전을 보이며, methylprednisolone (솔루메드롤) 1~2mg/kg, 1일40~80mg까지 그리고 hydrocortisone(솔코테프)5~7mg/kg, 1일 200~400mg까지 입원 환자에게 적합한 용량을 준다.

① 경구용 prednisone 치료는 성인에서 10~14일 코스로 사용하는 데 비해 소아는 3~5일 코스가 적당하다. 최근에는 경구제 prednisolone을 단기간 사용 혹은 몇 주간 사용함에 대해서는 감량 요법의 이점이 없는 것으로 되어 있다.

② 흡입제 스테로이드 치료로 천식 발작을 예방하기 위한 흡입제 스테로이드의 유지 치료의 적합성은 명확히 정의되지 않았다. 흡입제 스테로이드는 이미 발생한 발작시에 병용 치료제의 일부로서 사용한다. 즉 급성 발작 때 고용량 흡입제 스테로이드와 salbutamol을 병용 투여했을 때 salbutamol 단독 투여보다 더 기관지 확장 효과가 컸다. 또한 흡입제 스테로이드가 경구용 스테로이드 투여만큼 재발 예방에도 효과가 있었다.

(2) 천식 발작 단계별 치료 지침

천식 발작을 진단하고 분류할 때 가이드 라인이 모든 경우에 적용되는 것은 아니며, 오히려 더욱 실제적이고 확실한 분류는 임상에서 초기 치료(initial treatment)에 대한 환자의 반응에 따라 결정하게 되는데, 초기 치료에 환자가 반응하지 않는다면 천식 발작이 빠르게 진행됨을 뜻하는 것으로 이에 따른 중증도를 분류한다.

또한 가이드 라인에 있는 PEF 측정은 5세 이상에서 유용해서, 특히 어린 소아에서는 맥박, 호흡수, pulse oximetry 측정이 치료중 모니터되어야 하며, 어린 소아 천식 치료를 위한 중증도 분류에 필요하고 실질적이다.

〈 표 12-6 〉 깨어 있을 때 소아의 정상 호흡수

연령	정상 호흡수
< 2개월	< 60/분
2~12개월	< 50/분
1~5세	< 40/분
6~8세	< 30/분

〈 표 12 - 7 〉 초기 천식 상태 판정

증상	호흡 곤란, 의식
징후	호흡수, 호흡 보조근 사용, 천명, 심박수, 기이맥 PEFR 혹은 FEV1, O_2 saturation

〈 표 12 - 8 〉 증상 악화시 (PEFR 혹은 FEV1 〈 50 %)

· O_2 saturation이 90% 이상 되게 산소 투여
· 흡입제 베타2 - 항진제 매 20분마다 3번 흡입 혹은 1시간 동안 계속 흡입
· 전신적 스테로이드 투여

1) 경증 발작

① 경증 발작은 약한 천명만 있는 경우로 천명음이 대개 호기 말에 들린다. 이때 속효성 베타2 - 항진제 간헐적 흡입만으로 호전된다. 그러나 중등증 발작 때에는 속효성 베타2 - 항진제를 네뷸라이저를 통해 투여하는데 대개 한 시간 간격 이내로 투여해야 할 경우도 있다. 만약 PEF가 80% 이하이고 1차 기관지 확장제에 반응이 없으면 1시간에 3회까지 매 20분마다 네뷸라이저로 속효성 베타2 - 항진제를 흡입시킨다.

② 기관지 확장제 흡입 치료를 MDI에 spacer를 부착해 투여하는 것이 적어도 네뷸라이저를 통해 같은 용량을 투여하는 만큼 동등한 폐 기능의 호전을 가져온다. 경제적인 면에서도 네뷸라이저보다 MDI에 스페이서를 부착하여 흡입, 투여시키는 것이 이롭다.

③ 베타2 - 항진제 흡입 치료에 반응할 경우에는 즉 3~4시간 후에 PEF 예측치가 80% 이상이면 추가 약제는 필요하지 않다.

2) 중등증 천식 발작

천명이 자주 들리며 약간의 호흡 곤란이 있고 폐 기능도 예측치에 60~80%인 상태이다.

① 이때 산소 공급이 필요하며 nasal cannulae를 통해 2～3l/min로 환자 상태에 따라 필요한 기간 동안 준다.

② 과호흡으로 인해, 그리고 먹지 못해서 수분 손실이 있을 수 있어 수액 확보가 필요하다.

③ 속효성 베타2－항진제를 네뷸라이저를 통해서 더 자주 필요에 따라 30분～1시간마다 흡입시키면서 관찰하여 환자 상태가 호전되지 않으면 아미노필린 4mg/kg을 부하량으로 정주하고 유지량으로 0.7mg/kg/hr를 정주한다. 이때 아미노필린을 정주하기 4시간 전에 이미 경구용 서방형 테오필린을 복용한 경우, 혈중 농도에 유의하여 부하량을 생략하든가 아니면 아미노필린 투여량의 1/2만 준다. 환자 상태에 따라 정주용 대신 경구 서방형 테오필린을 투여할 수도 있다. 이때 빈맥이 흔히 동반될 수 있어 환자의 심박동, 호흡수, 환자 상태를 파악, 주시할 필요가 있다.

④ 호전되지 않으면 스테로이드를 정주하거나 경구 스테로이드를 단기간 사용한다.

3) 중증 천식 발작

① 중증 소아 천식 발작은 생명의 위험이 있는 응급상황이고, 병원 입원 치료가 필수적이다.

② 간단한 병력과 발작에 대한 적합한 진찰이 치료를 시작할 때 꼭 필요하다.

③ 검사로 치료 시작을 늦추어서는 안 된다.

간단한 병력으로

* 운동 혹은 활동에 제약을 받는지,
* 취침 장애는 없는지,
* 현재 사용중인 모든 약 처방전 및 용량,
* 악화시에 반응했던 약제와 용량,
* 이번 발작에 대한 원인과 발병 시기,
* 천식 악화에 대한 위험 요인,
* 특히 전에 입원했던 병력 혹은 중환자실 입원한 병력이 있는지,
* 천식으로 인한 입원 횟수

천식으로 응급실 방문 병력과 횟수 등 중요한 사항을 파악한다.

④ 진찰 소견에서는 말하는 능력, 맥박, 호흡수, 기이맥, 호흡보조근 사용 등으로 발작의 중증도를 평가한다.

⑤ 동반되거나 합병증인 폐렴, 무기폐, 기흉(pneumothorax), pneumomediastinum 등을 확인해야 한다.

⑥ 가능한 연령이면 PEF 혹은 FEV1, arterial O_2 saturation을 측정한다. 이때 지나치게 치료를 지연하는 일이 없도록 하면서 치료 전에 baseline PEF와 FEV1을 측정하는 것이 도움이 된다.

⑦ 다음 측정은 치료에 대한 명확한 반응이 올 때까지 간격을 두고 시행한다.

⑧ O_2 saturation은 pulse oximetry로 면밀히 모니터해야 하는데 특히 어린 소아에서는 객관적인 폐 기능 측정이 어렵기 때문에 pulse oximetry 측정이 유용하며, O_2 saturation이 92% 이하이면 입원이 필요한 확실한 지표가 된다.

⑨ 1차 치료 후 흉부 X—ray 소견과 혈액 가스 분석 측정이 일부 환자에게 도움이 된다. 그러나 동맥혈 가스 분석 측정이 항상 필요하지는 않는다. 통상적으로 1차 치료에 반응하지 않고 PEF 예측치에 30~50%인 경우 시행한다.

⑩ 영아와 어린 소아 천식에서 특별한 고려가 요구되는데 영아에서는 폐가 해부학적으로, 또 생리적으로 어느 정도 차이가 있어 이론적으로는 호흡 부전이 큰 소아보다 영아가 상당히 위험하다. 그러나 실제 영아에서 호흡 부전은 드물다.

⑪ 영아에서 폐 기능을 측정할 수 없는 대신 <표 12-7>에 있는 항목을 면밀히 모니터하면 비교적 정확한 판단을 할 수 있다.

⑫ 영아가 우유 혹은 젖을 빨 수 없는 정도의 심한 호흡 곤란은 호흡 부전에 임박한 중요한 징후이다.

⑬ 산소 포화가 영아에서는 pulse oximetry로 측정했을 때 정상에서는 95% 이상이다. 영아에서 동맥혈 가스 분석, 즉 arterial 혹은 arterized capillary blood gas 측정은 high flow O2 투여 후 SaO_2가 90%이면 실시해야 되며, 90% 이하의 산소 포화도를 보이면 나빠지는 소견이다.

⑭ 이때 산소 공급은 필수적이며 산소 포화도(saturation)가 95%, 혹은 적어도 93%

이상 유지시키기 위해 nasal cannulae로 혹은 마스크로 산소 4~6l/분을 투여한다. 드물게 일부 영아들에게 head box로 산소를 공급할 수도 있다.

⑮ 속효성 베타2 – 항진제는 일반적으로 네뷸라이저를 통해 투여하지만 기관지 확장 효과는 스페이서를 부착시킨 MDI를 통해서도 효과적이며, 응급실에서 시간 소요도 적고 부작용도 적게, 더 빠른 기관지 확장 효과를 낼 수 있어 추천되는 방법이다. 그러나 일부 어린 소아들은 네뷸라이저 치료를 더 쉽게 받아들인다. 만약 jet 네뷸라이저를 사용한다면 산소와 같이 줄 수도 있다.

⑯ 기관지 확장제로 salbutamol을 줄 때 아직 magnesium sulfate 사용이 상용으로 권장되지는 않지만 생리 식염수보다는 isotonic magnesium을 투여하면 더욱 도움이 됨이 증명되었다.

⑰ 급성 천식 발작 치료로 흡입을 통한 약제 투여가 가장 이상적이지만 흡입제가 없을 경우 경구 기관지 확장제를 사용한다.

몇몇 임상 연구에서 특히 심한 천식인 경우 천식 발작 중 흡입 치료를 연속적으로 (continuous) 흡입하는 것이 간헐적 치료보다 더 효과적이었다는 보고가 있다. 즉 연속적인 네뷸라이저 치료가 입원이 필요한 환자의 간헐적인 치료보다 입원율이 낮았고 PEF의 더욱 큰 증가를 나타냈다.

또 다른 연구에서는 필요시만 흡입하는 치료가 매 4시간마다 규칙적으로 치료한 것에 비해 입원 기간도 현저히 짧았고 네뷸라이저 사용 횟수도 줄었으며 빈맥도 적었다. 따라서 입원 환자에 대해 급성 발작시 흡입 치료는 연속적인 치료를 초기에 시행하고 어느 정도 호전되면 뒤이어, 필요시 치료하는 방법을 시도하는 것이 바람직하다.

⑱ 베타2 – 항진제의 고용량, 연속적인 네뷸라이저 치료에도 반응이 없는 경우, 베타2 – 항진제 정주 투여를 첨가할 수 있으나 이 치료에는 찬반론이 있다. salbutamol, 혹은 terbutaline 정주에는 항상 모니터 세트가 준비되어 있어야 하며, 이 치료 방법에는 거의 모든 연구에서 toxicity가 동반되었다.

3. 천식 지속 상태(Status Asthmaticus) 치료

(1) 베타2 - 항진제

① 지속성 베타2 - 항진제, 즉 살메테롤(salmeterol)은 작용 발현이 늦기 때문에 이때 주어서는 안 된다.

② 흡입제 속효성 베타2 - 항진제는 환자가 집에서 흡입하고 있었다고 해도 네뷸라이저를 이용해서 지속 흡입시킨다.

③ 기관 삽관 상태로 양압성 인공 호흡기(positive pressure ventilator)에 베타2 - 항진제를 흡입시켜도 역시 폐에 흡수 침착시킬 수 있다.

④ 주사제 베타2 - 항진제가 흡입제보다 더 이로운 점은 없지만 흡입제로 조절이 안될 때 피하 또는 정주로 투여할 수 있다. 이때 활력 징후, 저칼륨혈증, 유산증(lactic acidosis), 심근경색증, 부정맥 등이 생길 수 있으므로 세심한 관찰이 필요하다.

⑤ 흡입제 이외의 정주가 필요할 때 bricanyl(terbutaline)을 정주할 수 있다. bricanyl은 0.5mg terbutaline sulphate/ml로 1ml용과 5ml용 두 가지가 있는데 1ml용은 피하, 근육, 정주가 가능하고 5ml용은 오로지 정주용이다. 소아에게 적당한 용량은 0.01mg/kg으로 최고 총량이 0.3mg까지 정주할 수 있다. 정주시에는 500ml 수액 (dextrose, saline) 내에 3~5ml(1.5~2.5mg)를 서서히 10~20drop/분 투여가 소아에서는 최대용량이며 bricanyl 투여 용량은 <표 12-9>와 같다.

〈표 12-9〉 bricanyl(terbutaline) 용량

연령	평균 체중	terbutaline(mg)	terbutaline(ml)
<3	10kg	0.1	0.2
3	15kg	0.15	0.3
6	20kg	0.2	0.4
8	25kg	0.25	0.5
10	30kg	0.3	0.6

(2) 스테로이드(corticosteroid)

① 베타2 – 항진제의 효과를 높인다.

② 스테로이드 치료는 투여 후 6~8시간 동안은 임상적 반응이 나타나지 않으므로 즉시 치료 시행해야 한다. 그러나 아직 적절한 용량은 모른다.

〈 표 12-10 〉 천식 지속 상태의 위험 조건

병력	만성 스테로이드 의존성 천식 과거에 중환자실 입원 과거에 기계 호흡 사용한 병력 48시간 전에 응급실 방문 치료 병력 심한 호흡 부전의 급성 발작 발병 치료에 반응이 안 될 때 심한 천식 발작에 대한 가족의 인식 부족 호흡 정지 발작 저산소증 경련, 뇌 병증
진찰소견	기이맥(pulsus paradoxus) > 20mmHg 저혈압, 빈맥, 빠른 호흡 1~2단어 구사의 호흡 곤란, 늑간 수축, 흉골상 수축 기민 상태, 불안, 초조
검사소견	고탄산증 (hypercapnia) 산소 투여에도 저산소증 FEV1 < 30% 예측치: 네뷸라이저 치료 1시간 후에도 호전 없음 흉부방사선 기흉, 혹은 기종격증

※ Nelson Textbook의 Pediatrics 16ed. p.672 인용

③ 소아에서 methylprednisolone(slou-medrol)은 1mg/kg를 매 6시간마다 첫 48시간 동안 정주하고 1~2mg/kg으로 최대 용량 하루 60mg까지 혹은 hydrocortisone 300mg까지를 폐 기능이 예측치의 70%가 될 때까지 정주한다.

④ 전신적 스테로이드는 저칼륨혈증, 고혈당증, 고혈압, 말초성 부종, 의식의 변화

등이 나타날 때는 사용해서는 안 된다.

〈 표 12-11 〉 천식 지속 상태중 호흡 부전의 치료

1단계	기도 확보 산소 공급 Oximetry 사용 정상 체온 유지, 금식
2단계	환아의 부모 격리 마스크 환기 기관 삽입 준비 기관 삽입 중환자실로 이동
3단계	기계환기 요법 설치 초기 FiO₂: 1.0 초기 tidal volume: 10~14ml/kg: 흉부청진 관찰 유지 환아 : 일정한 flow, pressure-limited ventilation 혈액 가스 분석 필요하면 PEEP

※ Pediatrics in Review Vol.18, No.10 October 1997 인용.

⑤ 전신적 스테로이드를 투여받은 환자에게 근병증(myopathy)과 심한 말초 근무력증이 올 수 있어서 근신경 차단제를 병용할 수도 있다.

⑥ 흡입제 스테로이드도 효과적이다. 단, 전신적 스테로이드에 부수적으로 투여했을 때 흡입제 스테로이드의 효과는 명확하지 않다.

(3) methylxanthines(aminophylline)

① 최근 천식 지속 상태에서는 methylxanthines 치료 역할에 대해 의심스러워하는 추세이다. 베타2 – 항진제의 효과를 높인다고 해서 과거에 급성 기관지 확장을 목적으

로 많이 사용했으나, 베타2－항진제와 스테로이드에 반응하지 않는 경우에 선택적으로 사용해야 하며 아주 세심한 관찰이 필요하다.

② 용량은 4～5mg/kg을 매 6시간마다 20분 이상 걸쳐 서서히 환자 상태를 관찰하면서 정주할 수 있다.

③ 독성의 증상은 오심, 두통, 불면증, 경련, 전해질 이상, 부정맥, 뇌증 등으로 소아에서는 빈도가 높다. 특히 cimethidine과 erythromycin 등의 병용투여는 약제 배설률이 저해되어 독성을 더 일찍, 더 흔히 나타낼 수 있다.

(4) 항콜린제

① 베타2－항진제와 병용시에 베타2－항진제 단독으로 고용량 투여보다 효과적이다.
② 주로 MDI로 사용하며, 천식지속 상태 때에 네뷸라이저로는 치료의 효과가 명확하지 않다.

(5) Sodium bicarbonate

기계 호흡중에는 1～2mEq/kg을 2분 이상에 걸쳐서 서서히 정맥 주사한다.

대사성 산증 교정시: 필요한 $HCO_3(Eq)$= HCO_3 부족(mEq)×0.3×체중(kg) 계산량의 반만을 투여한 후 반응을 보거나 가스 분석 상황에 따라 나머지 양을 조정, 투여하며 산혈증을 교정시킨다.

(6) 그 외 약제

① Magnesium sulfate
성인에서 1～2g을 20분 동안 서서히 정주하여 기도 수축을 호전시킬 수 있다. 평활근 내 칼슘 이온 이동을 조절하여 2차적으로 기관지 확장 효과가 있다. 소아에게는 25mg/kg로 최대 2g까지 20분 이상에 걸쳐서 정주할 수 있다.

② Furosemide

기관 삽관을 확보한 천식 소아에게 투여한다. 천식 소아의 자극에 대한 기도 수축을 낮춘다. 또한 기도 수축 반응을 조정하는 여러 염증세포들을 억제시킨다. 이뇨 작용과는 별개의 작용이며 천식 지속 상태일 때 furosemide의 치료는 면밀한 관찰이 필요하다.

③ Cromonlyn

안정적인 천식에 유용한 보조 치료제이지 천식 지속 상태 치료에는 도움이 안 된다.

④ Heliox

흡입제 helium−oxygen mixtures(heliox)는 급성 천식 상태 치료중에 기도 저항을 낮추기 위해 Heliox 흡입은 PEFR을 호전시키고 기이맥을 감소시킬 수 있다.

(7) 기관 삽관 및 인공 호흡기 확보시의 유의점

① 속효성 benzodiazepine(midazolam)과 ketamine은 1 ∼ 1.25mg/kg/hr로 정주하며 또한 속효성 neuromuscular 차단제(succinylcholine)를 기관 삽관시에 마취용으로 줄 수 있다.

② 천식 지속 상태 환자에게 ketamine 같은 전신적 마취제의 정주가 기관지 확장 효과도 있다. 기관 삽관중에 심각한 호흡 억제가 없으며 1∼2mg/kg을 서서히 정주한다. 투여 후 30분에 기관지 확장 효과를 볼 수 있다.

③ 인공 호흡기 사용중에는 작용 시간이 더 긴 약제인 lorazepam과 haloperidol을 투여하는 것이 적합하다.

4. 천식 발작 후 응급실에서의 퇴원시 지침

① prednisolone 3∼5일 단기간의 처방과 기관지 확장제의 병용 처방을 한다.

② 기관지 확장제 용량은 증상과 객관적인 호전을 기초로 서서히 속효성 베타2−항진제를 발작 전으로 되돌아올 때까지 감량해 간다.

③ ipratrpium bromide는 급성기가 아니면 부수적인 효과가 없어 급속히 끊는다.

④ 환자는 흡입제 스테로이드를 시작하거나 지속시킨다.

⑤ 회복기 중에도 천식 상태를 재평가하고 안정될 때까지는 지속성 베타2-항진제는 사용하지 않는다.

⑥ 흡입제 사용법과 최대호기속도기 사용법 및 기록에 대해서 반복 습득시킨 후 천식 관리지침표 및 생활 계획을 준비해서 퇴원시킨다.

⑦ 발작을 일으키는 유발 인자를 확인하고 피해야 한다.

⑧ 발작에 대한 환자의 반응을 확인하고 피해야 할 요인을 재확인한다. 그리고 서면으로 된 천식 관리 치료 지침서(action plan)를 주어서 습득하게 하여야 한다.

5. 천식 발작 후 방문시 고려 사항

① 발작이 몇 번이나 있었는지?

② 집에서 사용한 약제는 무엇이었는지?

③ 치료 약제를 급격히 증량했는지 혹은 양을 얼마만큼 증가시켰는지?

④ 전신적인 스테로이드는 첨가하지 않았는지?

⑤ 검토하고 추후 발작에 대비하여 경구용 prednisolone 단기간 사용에 관해 설명한다.

⑥ 폐 기능이 정상이 될 때까지 약물 치료를 지속하여야 하며 다음 방문 예정을 정한다.

⑦ 일상적인 치료 지침서와 함께 천식 치료제에 관해 교육한 후 보낸다.

6. 지속적인 모니터와 관찰 대상의 기준

① 치료 1~2시간 후 치료에 대한 반응이 부적합하거나 나빠지는 경우

② 지속적인 심한 기도 기류제한(airflow limitation) 소견, 즉 PEF 예측치의 30~50%

③ 심한 천식으로 입원했던, 특히 중환자실에 입원했던 과거력이 있을 때

④ 상기와 같이 천식과 관련된 사망의 위험이 높을 때

⑤ 응급실 오기 전 증상 기간이 길 때

⑥ 집에서 약제에 대한 부적절한 자가 평가가 되고 있을 때

⑦ 집안 환경이 부적합한 경우

⑧ 나빠졌을 때 병원으로 이송이 어려운 경우

7. 집중 보호 관찰에서 풀어 줄 때의 지침

집중 관찰에서 제외시키는 데 관해서는 개개인에 따라 다소 차이가 있어 완전한 기준은 없으나, 다음과 같은 사항을 고려해야 한다.

① 속효성 베타2 – 항진제가 매 3~4시간마다 투여가 더 이상 필요하지 않은 경우

② O_2 saturation이 95% 이상

③ 환자가 편안하게 잘 걸을 수 있을 때

④ 야간에 잠에서 깨거나 새벽에 기관지 확장제가 더 이상 필요하지 않은 경우

⑤ 임상 진찰 소견이 정상 혹은 거의 정상

⑥ PEF 혹은 FEV1이 속효성 베타2 – 항진제 흡입 후에 예측치의 70% 이상

⑦ 환자가 흡입제와 흡입 보조기를 올바르게 사용할 때

⑧ 다음 방문 계획과 천식 관리 치료 지침서를 주어서 보낸다.

8. 신체 활동(physical activity)

천식 환자의 대다수가 신체적 운동이 천식 발작의 중요한 유발 요인이 된다. 즉 운동 후 생긴 호흡기도의 기류제한(air flow limitation)이 운동 30~45분 후에는 자연히 해소되는 것을 운동 유발성 천식에서 볼 수 있다. 달리기 같은 운동은 더욱 강력한 유발 인자다. EIA(exercise induced asthma, 운동 유발성 천식)는 어떠한 기후 조건에서도

생길 수 있으나 건조하고, 찬 공기 호흡에서는 더욱 증가하며, 덥고 습한 기후에서는 흔히 감소한다.

EIA는 기도 과민성의 한 표현으로 천식의 특수한 형태는 아니다. 한편 EIA는 환자의 천식이 적합하게 치료되지 못했음을 뜻하며, 일반적으로 적합한 항염증 치료로 EIA 증상의 감소를 가져온다. 그러나 운동 전에 속효성 베타2-항진제 흡입은 천식 발작을 예방하기 위한 가장 효과적인 치료다. 그 외에 sodium cromoglycate, nedocromil, anticholinergic agents. theophylline, 흡입제 corticosteroid, antihistamine, leukotriene modifiers, 지속성 베타2-항진제가 EIA를 조절하는 것으로 증명되었다.

체력단련과 충분한 준비운동이 역시 EIA의 중증도와 빈도를 감소시킨다. 천식이 있는 사람은 체력단련으로 폐 기능의 변화 없이 심폐활동(cardiopulmonary fitness)을 증가시킬 수 있다. 따라서 준비운동 후 수영, 달리기, 자전거 타기, 복식 호흡 등을 시킬 수 있으며 이러한 운동은 환자의 호흡 상태를 관찰하면서 차츰 늘린다. 지속적인 체력단련은 천식 발작이 발생하였을 때 잘 견딜 수 있게 한다.

9. 호흡기 감염

① 호흡기 감염이 많은 환자에게서 천식 증상을 증가시키고 천명을 유발하는 것으로 천식과 중요한 상호관계가 있음을 알 수 있다. 역학조사에서 호흡기 바이러스들과 chlamydia, 그러나 드물게 박테리아가 감염성 미생물(microorganism)로서 천식 증상 증가와 관련이 있다. 호흡기 바이러스로서 영아기 천명의 가장 흔한 원인은 respiratory syncytial virus이고, 감기의 원인인 rhinovirus는 큰 소아나 성인에서 천식을 악화시키고 천명을 가장 흔히 유발시킨다. 그 밖에 parainflueza, influenza, adenovirus, coronavirus 같은 다른 호흡기 바이러스가 역시 천명과 천식 증상을 증가시키는 데 관여한다.

② 호흡기 감염으로 인한 천명과 기도 과민성의 증가를 설명하는 기전이 다음과 같이 밝혀졌다.

바이러스 감염으로 인해

- 기도 상피의 손상
- virus—specific IgE antibody의 자극
- 염증 매개물 유리 증가
- 흡입 항원으로 인한 후기 천식 반응의 출현 등이다.

그래서 바이러스 감염이 염증 반응(inflamatory response)에 대해 보조 역할을 하며, 기도 염증 반응을 증폭시켜 기도 손상을 촉진한다.

③ 호흡기 감염성 발작의 치료 역시 다른 천식 발작에서와 같은 원칙을 따른다. 그러므로 속효성 흡입제 베타2—항진제와 경구용 스테로이드의 조기 투여 혹은 흡입제 스테로이드의 증가 투여가 권장된다.

④ 증폭된 천식 증상들이 흔히 감염에 뒤이어 몇 주간 갈 수 있어서 적합한 치료를 위해 항염증 치료를 몇 주 동안 지속해야 할 경우도 있다.

⑤ 천식 발작을 예방하기 위해 항바이러스 치료의 역할이 최근 연구중이다. 현재까지는 천식 환자에게 influenza 예방 접종이 권장되고 있으나 천식 환자에서 이 독감 예방 접종의 이점과 위험성에 대한 충분한 근거가 아직 없다.

10. 위식도 역류(gastroesophageal reflux)

천식 소아 모든 환자에서 위식도 역류현상이 정상아에 비해 3배나 많지만, 특히 밤에 천식 증상의 증가와 위식도 역류와의 관계는 아직 논란의 대상이다. 이러한 환자의 상당수에서 hiatal hernia가 있기도 하며, methylxanthines제 사용이 lower esophageal ring을 이완(relaxing)시켜 증상을 증가시킨다. 가장 확실한 진단은 esophageal PH monitoring과 폐 기능 검사다.

치료로는 역류 증상을 완화시키는 방법으로

① 적은 양을 자주 먹도록 한다.

② 식사 사이에 다른 음식이나 음료수를 피한다. 특히 취침 전에는 피한다.

③ 지방성 식사, 알코올, 테오필린, 경구제 베타2 — 항진제를 피한다.

④ H2 — antagonist나 proton pump inhibitors를 사용한다.

⑤ 하부 식도 압력(lower esophageal pressue)을 증가하는 약제 사용을 시도한다.

⑥ 침대에서 상반신을 높인다.

⑦ 너무 심해서 약물 요법이나 상기 방법으로 안 되면 수술을 할 수도 있다.

천식 치료에 항역류제(anti-reflux) 치료의 역할이 불명료할 뿐만 아니라 역류를 치료함으로써 항상 폐 기능이 호전되거나 천식 증상 특히 야간 증상이 좋아지지는 않는다.

11. 기타 치료

① 항생제는 폐렴이 있거나 열, 화농성 가래 같은 세균 감염 특히 세균성 부비동염이 의심되지 않으면 상용으로 필요하지는 않다.

② 흡입제 거담제(mucolytic drug)는 천식 발작 치료에 도움이 안 된다. 심한 발작 치료시 기침을 나쁘게 할 수도 있고 기류제한(air flow limitation)이 올 수도 있다

③ 안정제와 불안완화제(anxiolytics), 그리고 최면제(hypnotic drug)는 호흡 억제 효과 때문에 천식 발작중에는 절대 피해야 한다.

④ 항히스타민제와 흉부 물리 치료(chest physical treatment)는 천식 발작 치료에는 효과가 없다.

참고문헌

1. Expert Panel Report 2: Guidelines for the Diagonosis and Management of Asthma. 1997. NIH publication No. 97-4051. 인용

제13장

영유아 천식의 치료

영유아 천식의 진단이 어려운 것처럼 치료 역시 과소 혹은 과다 치료가 되기 쉽고 정확하고 적합한 치료가 쉽지 않다.

특히 우리가 흔히 보는 3세 이하 어린 연령에서 반복적인 천명과 기침만으로 영유아 천식을 진단하는 것이 옳은가에 대한 판단은 쉽지 않다.

큰 소아나 성인들보다 흔히 영유아의 경우 천식 외에 다른 질환일 수 있으나 일반적으로 반복적인 천명과, 숨찬 증상이나 기침이 특히 야간과 새벽에 생기는 경우, 천식으로 진단한다.

일단 이러한 소아에게 천식이란 진단을 내리면 호흡기에 중요한 만성적인 임상 경과를 취하기 때문에 기도 염증 질환에 대한 치료에 특별한 프로토콜을 준비하고 시작해야 한다.

1. 영유아 천식의 진단과 감별점

(1) 이때 비슷한 임상 증상을 나타내는 천식 외에 다른 질환들, 즉 반복적인 우유 흡인(recurrent milk inhalation), primary ciliary dyskinesia syndrome, primary immune deficiency, 선천성 심장 질환, intrathoracic airways를 좁게 하는 선천성 기형, 이물 흡인(foreign body aspiration), cystic fibrosis 등이 있을 수 있는데 이러한 경우 대개 증상이 어린 신생아기에 발병하며 성장 지연이 있고, 잦은 구토 증상 혹은 극소 폐(focal lung) 또는 심혈관계 징후(cardiovascular sign)가 있는 경우로 천식이 아닌 다른 질환일 가능성이 있어 이에 관한 추적조사가 필요하다.

cystic fibrosis를 확인하기 위해 sweat test를 하며, 면역 기능 검사(immune function test), 위식도 역류 검사(reflux studies) 등으로 이들 질환들을 배제시켜야 한다. 흉부 방사선 촬영은 천명 외의 다른 원인을 제외시키는 데 중요한 진단 방법이 될 수 있다.

(2) 그러면 이러한 천식 이외의 다른 질환들을 제외시킨 다음, 반복적인 천명을 모두

천식으로 볼 수 있으며, 동일한 병태기전을 나타내는가 하면 그렇지는 않다. 여기에는 영아기 천명의 두 가지 일반적인 패턴이 있다.

① 일부는 급성 바이러스성 호흡기 감염을 동반한 반복적인 천명으로 흔히 처음 천명 발작은 RSV 세기관지염과 함께 오며, 대개 병력에서 본인이나 가족력에 아토피의 근거가 없는 경우이다. 이러한 영아는 폐 기능의 경미한 손상(mild defect)과 기도 과민성이 있으면서 성장하지만 대개 학령기 전에 증상이 소실되며 추후 천식으로 가지 않는다. 이들 징후군들은 기도 염증보다는 airway geometry가 더 문제가 되는 경우로 큰 소아나 성인에게서 볼 수 있는 천식의 기저 원인인 만성 염증 반응과는 다르다.

② 다른 한편 천식이 있는 영아는 흔히 영아 습진(eczema) 같은 아토피 배경을 나타내며, 증상이 대개 영아 후기에 유발되어 소아기 동안 혹은 성인까지 지속된다. 이러한 소아는 심지어 어린 영아기에도 기도 염증 반응의 특징적인 병리 양상을 보인다. 그러나 임상에서 이러한 염증 반응의 존재를 확인할 만한 실질적인 임상 검사 방법이 없다.

(3) 또한 개개인 소아에 대한 예후를 예측할 만한 명확한 표식자(markers)가 없다. 그러나 빈번한 천명이 있는 영유아에서 그 영유아에게 다른 아토피 증상이 있는 것과 함께 부모가 천식의 병력이 있으면 6세에 천식이 동반될 확률이 현저히 높다.

(4) 반면 2세 전에 천명의 발병이 있는 경우 천명만으로 소아 후기에까지 천식이 지속될지에 대한 예측으로는 빈약하다. 따라서 반복적인 바이러스 감염과 함께 온 천명과 후에 지속적인 천식의 유발 사이의 관계는 추후 더 많은 연구가 필요하다.

(5) 이처럼 임상에서 소아기 천식의 원인적 기전을 파악하기가 불명확할 뿐만 아니라 또한 일부 의사들의 경우 진단을 확인하고 그에 따른 적합한 치료를 위한 노력 역시 소홀히 하는 경향이 있다. 실제 현재의 의료보험정책하에 많은 소아들을 짧은 시간 내에 진료해야 하는 실정에서 많은 시간 심사숙고가 요구되는 영유아 천식의 경우 적합한 진료가 실질적으로는 쉽지 않은 일이다.

(6) 실제 영유아 하부기도 증상(대부분 상기도 증상도 흔히 동반된다)들이 소아기의 천식 증상과 비슷한 경우가 상당히 흔해서 정확한 진단을 못하거나 또는 부적절한 진단이 주어질 수도 있으며, 이로 인해 거의 대부분 소아 환자에게 항천식 약제로 치료하게 된다.

(7) 따라서 어린 소아들에게 과다 치료의 가능성이 있지만 반복적인 천명 치료에 있어 항생제 투여보다는 기관지 확장제와 항염증 약제의 효과적인 사용으로 진단을 예측할 수도 있으며, 이들 증상의 강도(intensity)가 감소될 수 있다.
이러한 이유로 소아 초기에 반복적인 바이러스와 동반된 천명을 설명하는 데 다른 용어보다는 천식이란 단어 사용이 허용된다.

2. 영유아 천식의 치료 원칙

① 3세 이하 어린 연령군에서 천명, 호흡 곤란과 혹은 기침이 있는 경우 그 기저 병태생리는 기도의 만성 염증이며, 이러한 영유아 본인 혹은 가족력에 아토피가 있는 경우이거나 바이러스 감염과 동반되어 생긴 경우 모두 치료 원칙은 동일하다.
② 즉 이러한 영유아의 증상은 소아 천식 급성 발작의 치료 지침에 준한다.
③ 임상에서 혈액 산소 분압의 즉시 측정이 어려운 경우 천명의 심한 정도, 흉곽의 함몰, 호흡수로 판단하여 중증도에 따라 치료한다.

3. 영유아 치료의 특성

① 소아 천식은 성인 천식과 동일한 병태생리기전을 가지고 있다. 그러나 소아는 신체적, 사회적, 감성적 그리고 호흡기의 해부학적, 생리학적으로 성장과 발달 과정에 있는 특성이 있고, 약물 대사에도 연령에 따른 중요한 차이가 있어 천식 치료에 대한 효과와 부작용이 성인과는 다르다. 따라서 소아 천식의 진단과 치료는 단지 성인의 경험

만으로 시행해서는 안 되며 개개인에 적합한 특성에 준한 치료를 해야 한다.

② 소아의 성장과 발달이 역동적인 과정이기 때문에 부작용이 즉시적인 문제가 될 뿐 아니라 추후 성장 과정에도 영향을 미침을 고려해야 한다. 즉 소아 천식을 치료하는 동안 소아의 발달과 성숙 과정에서 면역계의 성장, 골격계와 행동 및 감성 그리고 성적 성숙 과정 등을 보아야 한다.

③ 천식 소아도 정상적으로 18세까지 성장을 지속한다.

1세 전후 영아기, 학령 전기(1~6세), 학령기(6~10세), 10~18세 사춘기, 이 단계에 따라 천식 증상, 약제의 효과와 부작용, 그리고 치료에 따른 행동적, 인지적, 사회적 발달들이 이 연령 단계에 따라 다르다.

④ 치료 계획에 있어 소아 천식 환자 개개인의 중증도와 각 유용한 치료의 이점과 해로운 점, 문화적 선호도, 보건 시스템의 특성 등이 고려될 필요가 있다.

치료의 마지막 선택은 환자의 선택과 각 임상가의 전문성과 소아의 임상 진찰 소견 및 검사 근거가 통합되어야만 한다.

4. 영유아 천식 치료 약제

영유아 천식 치료제 역시 완화제(relievers)와 장기적인 조절제(controllers)가 있다. 급성 증상 완화제는 기관지 수축을 즉시 이완시켜 천명, 가슴 답답함과 기침을 해소시키는 약제다. 조절제는 천식 조절을 유지하기 위해 매일 투여하는 장기적인 치료제이다.

(1) 심한 급성 천식 발작 중에는 네뷸라이저 치료가 모든 영아와 대부분의 소아에게 1차 선택 치료 방법이다.

① 또한 흔히 소아가 열이 있거나 호흡 곤란으로 지쳐 있을 때에는, 스페이서를 부착한 마스크에 의한 흡입 치료가 장점이 있다고는 해도 가까이 입에 대는 이 치료법은 이때에는 협조받기가 힘들다.

② 속효성 흡입제 베타2-항진제는 천식에 가장 효과적인 증상 완화제(reliever)이

다. 베타2-항진제는 수년 동안 급성 소아 천식 치료에 1차적인 선택 치료제로 이용되고 있다.

많은 천식 약제들, 예로 부신피질 스테로이드, 베타2-항진제, 테오필린 등이 성인보다 소아에서 더 빨리 대사되고 큰 소아보다 어린 소아의 약제 대사가 더 빠르다. 예로 소아는 성인에 비해 budesonide 대사가 40%나 더 빠르다. 이러한 빠른 대사가 안전성 면에서 유리한 점도 있다. 특히 경구 투여했을 때 의미가 있으며 따라서 성인이나 큰 소아보다 어린 소아에게 높은 용량을 주어야 한다.

<영유아 천식의 특별한 유의 사항(special consideration for infant and young children)>

특히 영유아기는 천식 발작중에 경구 투여가 감소되고 호흡수의 증가로 탈수에 빠지기 쉬워 액체 균형(fluid balance) 유지가 필요하며 이에 주목 관찰해야 한다. 치료시 가능하면 통증과 불안을 피하기 위해 noninvasive하고, 효과적이며 안전한 약제의 항목을 선택한다. 그래서 흡입제 베타2-항진제와 경구용 스테로이드가 정주용이나 피하주사 치료보다 우선하며 pulse oximetry가 동맥혈 가스 측정보다 우선된다.

(2) 유지 치료로는 네뷸라이저 치료가 권장되지 않는다.

① 최근 네뷸라이저 치료를 가정에서 사용하는 경우가 많은데 네뷸라이저는 비싸고, 약제 소모도 많고, 장기적 유지 치료에 소요되는 시간 소모가 많다. 더욱이 dosimeter 장치가 없어 정확하지 않은 약제가 분사된다는 단점이 있다. 그뿐만 아니라 적절히 소독되지 않은 네뷸라이저 kit(줄, 마우스 피스, 마스크 세트)를 사용하는 경우 감염의 위험이 있고, 전기 사용이 가능한 한정된 장소에서만 사용할 수 있다는 단점 등 불합리한 점이 있어서 합당한 유지 치료가 잘 이행되지 않을 수 있기 때문이다.

② 그러나 어린 영유아에서 전혀 협조가 안 될 때는 MDI에 스페이서를 부착시킨 것을 아기 얼굴에 바짝 댄 마스크를 이용해서 약제를 흡입시키기보다는 jet 네뷸라이저에 loose face mask를 사용하여 더 간편하게 투여할 수도 있다. 그러나 부모들은 MDI에 스페이서를 부착시켜 사용하는 이점을 아이들에게 알려 주어 참고 견딜 수 있도록

용기를 주어야 한다.

(3) 흡입제 부신피질 스테로이드는 현재까지 가장 효과적인 조절 유지 치료제 (controller maintenance)이다. 그러므로 지속적인 천식에 대해서는 어떠한 중증 단계에서도 권장된다. 흡입제 스테로이드의 장기적인 치료가 발작의 중증도와 빈도를 감소시킨다. 1～13년간 장기적으로 흡입제 치료를 받은 3,500명 소아를 대상으로 조사를 했으나 osteoporosis, bone fracture 등 성장 장애는 발견할 수 없었다.

(4) 일단 한 번 천식이 조절 상태에 이르게 되더라도 영유아 천식에서는 적어도 3개월 동안은 조절유지 치료를 점차 감량하면서 호흡이 정상이 될 때까지 최소량으로 유지 치료를 해야 한다.

5. 스테로이드 치료 효과에 미치는 영향

소아를 대상으로 흡입제 스테로이드 치료에 관한 연구에서 매일 부데소나이드 $100\mu g$의 저용량으로 신속하고 현저한 임상적 호전을 보였다. 그러나 몇몇 요인에 따라 최대 임상적 효과를 이루는 데 영향을 준다. 즉
① 흡입제 스테로이드 용량과 투여 기간
② 개개인 환자에서 천식 증증도(severity)
③ 약제·흡입제의 병용 투여
④ 환자의 연령
⑤ 치료 시작 때 천식을 앓은 기간 등이 치료 결과에 미치는 요인이 된다.
실례로 경미한 천식 환자는 흡입제 스테로이드 저용량 치료로 운동 유발성 천식을 충분히 방어할 수 있다. 그러나 심한 천식 소아는 운동 유발성 천식을 방어하는 데 매일 $400\mu g$을 적어도 4주 동안 치료해야 한다. 이러한 점에서 보듯이 환자 자신의 개개인에게 반응하는 용량의 curve가 있다.

흡입제 스테로이드가 영유아에서 천명과 숨찬 증상 그리고 기침에 대한 밤낮의 증상과 일상생활을 호전시킨다. 또한 천명 영아에서 폐 기능과 기도 과민성을 호전시킨다. 그뿐만 아니라 천식 발작에서도 전형적인 감소를 나타낸다. 그러나 일부 소아에서는 천식이 완전히 조절되지 않을 수 있는데 그 이유는

① 환자의 불충분한 협조
② 약제의 poor delivery
③ 스테로이드의 불충분한 용량
④ 유전 약리학적 이질성(즉 phamacogenetic heterogenesity)
⑤ 이때는 소아 천식이 아닌 다른 병일 가능성이 있으므로 재조사가 필요한 천명 영아의 다른 subgroup인 경우이다.

6. 바이러스성 천명 영유아의 스테로이드 치료

① 바이러스로 야기된 천명에 대한 전신적 혹은 흡입제 스테로이드의 임상적 이점에 관해서는 아직 논란이 있다. 전에 건강하던 영아가 바이러스 감염으로 인한 천명의 급성기에 흡입제 스테로이드 투여가 일부 단기적인 호전을 보였다는 보고와는 달리 이중 맹검조사에서 전신적인 스테로이드 투여는 단기간이거나 장기간 사용에서도 임상적 이점이 없는 것으로 알려졌다.

② 결론적으로 소아의 반복되는 천명 치료에서 흡입제 스테로이드 고용량의 반복 투여가 일부 효과적이다. 그러나 단지 바이러스로 인한 가벼운 천명 치료와 예방으로 저용량의 흡입제 스테로이드 유지 치료 시행을 뒷받침할 만한 근거는 없다.

③ 천식 영유아가 상기도 감염으로 증상이 심해져 입원이 필요한 경우, 흡입제 혹은 경구 스테로이드 투여로 발작의 심한 정도와 기간을 감소시킨다. 그러나 3세 이하 어린 연령에서 저용량 스테로이드 유지 치료 효과에 대한 근거는 역시 없다.

제14장

흡입 요법

네블라이저는 임상에서 응급 또는 급성 소아 천식 치료에 널리 이용되어 왔으며 최근 장기적인 자가 치료도 점차 증가하고 있으나 이에 대한 대책이 미흡하다. 또한 네블라이저 치료 방법과 지침이 1999년에 소아 알레르기 및 호흡기 학회에서 발표된 소아 천식 진료 가이드 라인에 소개되어 있다. 그러나 실제 일반적으로 명확한 네블라이저의 적응증, 적합한 약제의 선택과 용량, 네블라이저 사용상에 부작용에 관한 지침을 고려하지 않은 채 부적절한 사용이 늘고 있다.

1. 네블라이저 치료의 적응증

① 네블라이저 치료 목적은 약제의 치료량을 aerosol로 흡입할 수 있는 입자의 형태로 신속히 대개 5~10분간 짧은 시간 내에 분무, 흡입시킴으로써 치료 효과를 얻는 데 있다.

② 네블라이저 치료의 기본적인 적응증은 환자의 질병이 심하거나 손으로 잡고 마시는 흡입제를 사용할 수 없는 경우 또는 필요 약제의 MDI 형태가 없는 경우, 대량의 흡입 약제가 필요할 때 유용하다.

③ 가장 흔한 적응증은 <표 14-1>과 같다.

〈표 14-1〉 네블라이저의 적응증

급성 천식 발작의 응급 치료(A)
만성 폐쇄성 폐질환(chronic obstructive pulmorary diseases)(A)
만성적인 기도 폐쇄로 장기적인 기관지 확장제 치료가 요구되는 다른 적응증(B)
천식의 예방적 약제 치료(B)
cystic fibrosis에서 antimicrobial drugs(A)
기관지 확장증(bronchiectasis)(C)
HIV (AIDS)(A)
완화 요법(pulliative care)으로 증상 호전(C)

※ A가 가장 확실한 적응증이며 다음 B, C순이다.

④ 소아에서 조절 유지 치료를 위한 네블라이저 치료는 권장되지 않는다.

⑤ 급성 천식 발작 치료에서는 네블라이저 치료가 우선된다.

⑥ jet 네블라이저에 대한 영국의 표준은 driving gas flows에 적어도 50%를 흡입

할 수 있는 fraction이 aerosol로 나와야 한다.

⑦ 흔히 급성 천식 발작시에 기관지 확장제를 생리적 식염수에 첨가하여 분무하는 것이 일반적인 지침이다.

⑧ 기관지 확장제로 네뷸라이저 주입은 10～15분 이내가 적합하다.

네뷸라이저로 흡입시 필요한 약재의 용량은 MDI로 투여하는 것보다 8배나 더 많은 양이 필요하다.

2. 소아 네뷸라이저 치료 지침

단계별 네뷸라이저 치료의 지침과 용량은 ＜표 14-2, 3＞에 표시된 바와 같다.

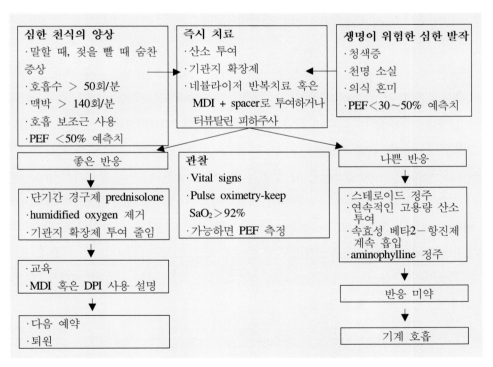

[그림 14-2] 천식 발작의 네뷸라이저 치료

<표 14-3> 네불라이저 약제 용량

Salbutamol	·네불라이저 5mg or 0.15mg/kg. MDI + Spacer, 100μg, 1회 분무 흡입에
Terbutaline	·네불라이저 10mg or 0.3mg/kg. MDI + Spacer, 250μg 1회 분무 흡입에 Subcutaneous, 1mg/kg 최대 2.5mg
Steroids	·budesonide respules(500μg/ml) 2ml 네불라이저로 흡입 ·Prednisolone 1~2mg/1g mg/kg/일 3일 동안 최고 40mg/일 ·methylprednisolone 1mg/kg 매 6시간마다 정주
Aminophylline	·정맥주사, Loading dose, 이미 테오필린을 투여하였으면 부하량 제거 혹은 부하량의 1/2을 준다 4~5mg/kg 20분 이상 걸쳐 투여하고 0.7mg/kg/hr를 유지량으로 투여
Ipratropium	·네불라이저 250μg 매 6시간마다

3. 소아 천식에서 네불라이저의 임상적 응용

네불라이저는 다른 기구를 사용할 수 없는 어린 소아들의 급성 중등증 혹은 중증 천식 발작 치료에 가장 흔히 사용된다. 그러나 네불라이저는 약제의 양도 많고(bulky), 비싸고, 편리하지 않으므로 가능하면 spacer가 부착된 MDI나 DPI의 사용을 권한다.

천식 지속(status asthmaticus) 상태에서 산소 호흡과 네불라이저 병용 치료가 가능하며 네불라이저로 salbutamol은 급성 천식 발작에 유용하다. 최근 보고에서 급성 소아 천식 치료에 베타2-항진제의 반복적인 네불라이저 치료가 효과적이었으며 매 20분마다 salbutamol 0.15mg/kg(max. 5mg) 투여로 폐 기능 FEV1을 증가시켰고, 혹은 터뷰탈린(4mg/hour)의 지속적인 네불라이저 투여로 임상 증상을 호전시켰으며, $PaCO_2$ 분압을 감소시킨다. ipratropium bromide 네불라이저 치료 역시 속효성 베타2-항진제와 병용 투여로 상승 효과가 있다.

4. 네뷸라이저 치료의 부작용

네뷸라이저 치료 초기에 지속적인 salbutamol을 고용량 투여받은 소아에게서 생길 수 있다.

① 부작용은 약의 용량과 관계가 있다.

② 수분 동안 천명과 호흡수가 증가할 수 있으며,

③ transient unifocal premature ventricular contractions

④ muscle cramps와 tremor

⑤ transient creatine phosphokinase의 증가

⑥ short term paradoxical bronchoconstriction의 위험이 있을 수 있다.

- 네뷸라이저 베타2 – 항진제(albuterol)는 혈청 potassium 수치를 감소시킬 수 있으며, hypokalemia의 원인이 될 수 있다. pseudoephedrine, 테오필린과 카페인도 serum potassium을 감소시킬 수 있어 베타2 – 항진제와 겸용 치료시 주의를 요한다. 또한 급성 테오필린 독성이 있을 경우 심한 저칼륨혈증은 거의 불변의 양상이다.

- 항콜린제 네뷸라이저 약제(ipatropium bromide, oxitropium bromide)는 비교적 안전한 약제이다. 그러나 눈에 직접 분사함으로써 소수에서 pupillary dilatation이 생길 수 있고, 성인에서 glaucoma가 보고된 예가 있어 눈에 분무되지 않게 face mask를 잘 맞는 규격을 사용하든가 mouthpiece를 사용해야 한다.

지난 1996년과 1997년에 저자가 설문조사한 바에 의하면 네뷸라이저의 부작용은 지극히 미미하나 얼굴의 화끈거림(6%), 보챔(3%), oral candidiasis(3%), 목의 화끈거리는 증상(1.2%), 기침(1.2%), 빈맥(1%), 진전(1%), 천명의 증가(1%) 등이 있었다.

5. 가정에서의 네뷸라이저 치료

외국의 보고에 의하면 약 20%의 부모가 네뷸라이저 기관지 확장제 투여의 두 번째 치료를 집에서 하는 것으로 되어 있다. 이때 명확한 구두 설명서와 서면 지침서를 주어

야 하며, 네뷸라이저 치료는 보호자의 관찰 아래 투여를 시행하여야 하고, 네뷸라이저 기구를 청결하게 관리할 수 있어야 한다.

또한 가정에서의 치료는 생명의 위험이 없는 경한 발작일 경우에만, 네뷸라이저로 기관지 확장제 치료를 매 4~6시간마다 환아가 잘 반응할 때까지 투여할 수 있다. 이때 보조근 사용, 숨찬 증상, 호흡수, 천명이 좋아지고 정상적인 활동 즉 식사도 놀이도 잘 할 수 있으면 좋은 반응(good response)이다.

• 만약, 상기 증상이 4시간 내에 호전되지 않거나 나빠지면 병원에 입원 또는 경구용 스테로이드 투여(prednisolone 1~2mg/kg)에 관해 주치의에게 문의해야 한다. 규칙적으로 기관지 확장제 네뷸라이저 치료가 필요한 소아는 예방적 치료가 고려되어야 한다. 천식의 심한 발작시에 신속한 기관지 확장의 치료 목적으로 베타2−항진제를 사용한 몇몇 연구에서 네뷸라이저 치료의 효과만큼 large volume spacer device를 부착한 MDI의 투여도 효과적이었다.

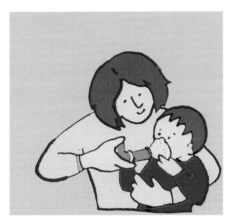

[그림 14-4] 천식 영아의 스페이서가 부착된 MDI 치료

6. 네뷸라이저와 MDI의 비교

face mask가 부착된 스페이서의 예로는 aerochamber, volumetric with facemask, nebuliser with MaCarthy, mask babyhaler 등이 널리 쓰이고 있으며, 특히 천식 영아에게 흡입제 스테로이드를 이러한 기구를 통해 투여했을 때에 효과적이었고, 네뷸라이저로 치료한 것보다 구강과 oropharynx에 약제의 침착도 적었다. MDI 또는 DPI와 네뷸라이저와의 비교에서 대부분 특별한 차이는 없었다. 스페이서에 부착한 흡입제 사용이 네뷸라이저보다 50~75% 저렴하다. 그뿐만 아니라 오히려 응급한 상황에서는 네뷸라이저 치료보다 MDI에 스페이서를 부착한 것이 더 권장되고 있는데 이는 치료를 위한

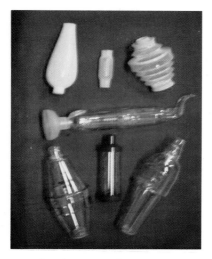

[그림 14-5] 흡입 보조기

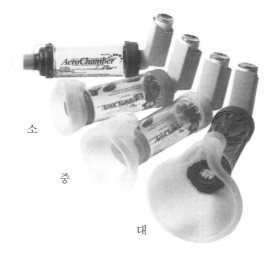

소

중

대

[그림 14-6] MDI 보조기(스페이서 Aero Chamber)

준비 시간이나 사용 여건, 즉 네뷸라이저는 전기 사용이 가능한 곳에서만 유용하기 때문에 사용 여건이 고려되어야 한다는 점이 있다. 또한 위생적 문제에 있어서도 **MDI**에 스페이서 부착 투여가 네뷸라이저보다 효율적이기 때문에 더욱 권장되는 흡입 치료방법이다.

7. 천식의 예방적 치료에 사용하는 네뷸라이저

① 크로몰린(sodium cromoglycate)

소아 천식의 예방 약제이다. 1일 3~4회 MDI 혹은 네뷸라이저 흡입 투여로 천식 증상을 감소시켰으며, 경구용 테오필린에 비해 부작용도 없이 호전된다.

② 흡입제 스테로이드

만약 천식 증상이 크로몰린제로 조절되지 않으면 흡입제 스테로이드를 흔히 영유아 천식에 투여한다.

③ budesonide suspension

심한 만성 천식에서 경구용 스테로이드 치료를 줄일 수 있으며, 영유아의 심한 만성 천

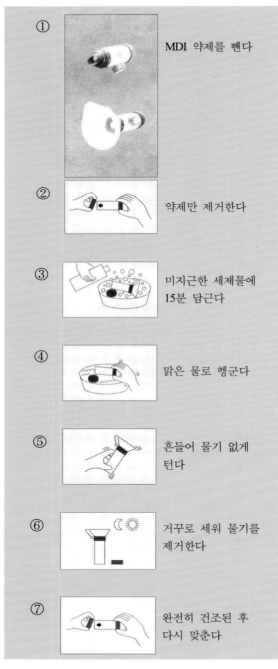

① MDI 약제를 뺀다

② 약제만 제거한다

③ 미지근한 세제물에 15분 담근다

④ 맑은 물로 헹군다

⑤ 흔들어 물기 없게 턴다

⑥ 거꾸로 세워 물기를 제거한다

⑦ 완전히 건조된 후 다시 맞춘다

[그림 14-7] MDI 흡입보조기 관리

식에서 다른 유지 치료의 필요성을 줄일 수도 있으나 장기적 유지치료의 효과에 대한 근거는 없다.

④ mouthpiece의 이용

폐 침착을 호전시키고 안면에 약제 침착을 감소시킨다. 그러나 만약 부득이 face mask로 스테로이드를 네뷸라이저로 흡입시켰을 때는 매번 치료한 후 눈과 안면을 씻어야 한다. 눈에 해로울 수도 있고 sore throat를 호소할 수 있으며, oral candidiasis가 생길 수 있다.

8. 신생아의 네뷸라이저 치료

① 신생아에게도 흡입 치료가 시행될 수 있는데 베타2-항진제와 항콜린제가 자연적인 호흡아와 기계 호흡아에서 효과적이다.

② 흡입제 스테로이드 네뷸라이저 치료는 기관지 폐이형성증(bronchopulmonary dysplasia)에 사용되며 신생아 폐 손상을 예방하기 위해 pulmonary antioxidants의 네뷸라이저 치료를 시행한다.

③ surfactant의 delivery와 pulmonary vasodilators를 직접 폐에 투여하여 신생아의 폐질환 치료에 획기적인 가능성을 일으키기도 한다. 그러나 아직 어린 신생아의 미숙한 폐에 흡입 약제의 구체적인 효과와 고용량 스테로이드의 효과에 대해서는 알려진 바가 별로 없다.

9. 세기관지염(bronchiolitis)에서 네뷸라이저 치료

세기관지염은 영아기에 가장 흔한 하기도 감염으로 주로 매년 겨울에 유행하며 이로 인해 많은 영아가 입원하지만 사망률은 대개 1% 이하이다. 급성 세기관지염의 치료로 사용되는 ribavirin은 small particle aerosol generator(SPAG)로 약제의 입자 크기가 1.3μm diameter로 분무된다.

ribavirin의 치료로 이 질환의 증상 score와 O2 saturation이 급속히 호전되나 입원 기간의 차이는 없고 이 치료로 유병률의 장기적인 변화도 없다. 그뿐만 아니라 일반적으로 이 질환의 경과가 대부분 경하며 ribavirin 투여시의 어려움과 높은 가격 때문에 흔히 사용되지는 않는다. 즉, 네뷸라이저로 ribavirin을 투여하는 것은 질병이 심하거나 위험도가 높은 영아에게 고려해야 한다. 기관지 폐이형성증 같은 만성 심폐 질환이 있는 경우 입원 환자 중 사망률이 3.5%로, 위험성이 있어 이때 이 약제로 네뷸라이저 치료를 실시한다.

이러한 ribavirin 치료에 관한 만족할 만한 연구보고는 소수이지만 이 치료로 증상 scores와 oxygenation은 호전시켰으나, 사망률과 입원 기간을 줄일 수는 없었다. 그러나 다른 연구(Smith 등)에서 세기관지염으로 기계 호흡이 필요했던 영아에게 ribavirin 20mg/ml 또는 sterile water를 SPAG로 1일 12~18시간 동안 7일간 또는 기계 호흡을 제거할 때까지 계속적으로 투여한 결과 대조군에 비해 기계 호흡 기간을 짧게 할 수 있었고 산소 필요량을 줄일 수 있었다.

한편, 급성 세기관지염이 있는 영아에게서 네뷸라이저로 기관지 확장제와 ipratropium bromide 치료로 폐 기능 또는 중증도 질환에 대한 효과에 관해서는 아직 일정한 결과가 많지 않다. 한편, 아주 드물게 네뷸라이저로 salbutamol 투여 후 O2 saturation이 나빠지는 경우도 있다.

10. 크루프(Croup Laryngotracheobronchitis)에서의 네뷸라이저 치료

크루프는 대개 parainfluenza virus의 감염으로 후두 부위(laryngeal area)의 급성 폐쇄를 초래하는 영유아의 흔한 질환이다. 이 질환에서는 inspiratory stridor, barking cough, hoarseness와 호흡 곤란이 올 수 있다.

① 네뷸라이저로 racemic adrenaline(1:1,000 용액 0.5 ml/kg+saline 2cc)을 투여시 호흡 곤란에 일시적인 호전을 보인다. 치료 30분 이내 눈에 띄는 효과를 보이나 대개 1~2시간 내에 끝난다. 이 adrenaline의 투여가 이 질환의 경과를 변화시키지는 못 하지만 기계 호흡의 필요를 줄일 수 있다. 네뷸라이저로 adrenaline을 규칙적인 간격으로 줄 수 있으나 즉각적인 기계 호흡의 준비가 갖추어진 intensive care unit가 있는 경우에만 시행해야 하고 치료 후 곧 집에 보내는 통원 치료 환자에게 사용해서는 안 된다. racemic adrenaline 투여로 가래, 기침, 호흡 곤란이 호전될 수도 있다.

② 크루프에서 전신적인 스테로이드 치료 효과에 대한 보고가 이미 있었고, 네뷸라이저로 budesonide(500μg/ml) 2ml를 30분 간격으로 2회 주었을 때 첫 2시간 내에 증상을 호전시킬 수 있으며, stridor, 기침, 호흡 곤란과 청색증 등이 나타나는 중증 크루프에서 네뷸라이저 치료 2시간 후에 현저한 호전을 보인다.

11. 기관지 폐이형성증(Bronchopulmonary dysplasia: BPD)

흡입제 스테로이드제가 lung mechanics를 호전시키고 신생아에서 BPD를 짧게 줄일 수 있을 것으로 보이나, control data가 없다. 이 치료에 최적 용량, drug delivery device나 투여에 최적 시간(optimum timing)을 알지 못한다. 이러한 소아에서 흡입제 스테로이드의 장기적인 효과나 부작용에 대해서 조사된 바가 없다.

12. 네뷸라이저를 통한 예방 접종

모체로부터 받은 항체가 소아에 있을 경우 홍역 바이러스 증식이 방해받고 아주 어린 소아에서 면역 반응에 효과가 없다. 이러한 연령층에서 vaccine을 aerosol로 투여해서 respiratory epithelial lining에 항체를 주로 IgA로 생성하게 할 수 있어서 어머니로부터 받는 순환 항체인 IgG항체보다 viral replication을 막을 것으로 본다.

• 한 보고에서 5개월 된 영아군 중 86%에서 Edmonston Zagreb strain vaccine으로 aerosol immunization을 한 경우 seroconversion이 생겼다. 이 vaccine은 30초 동안 compressor로 네뷸라이저 chamber를 통해 주었다. 후속 연구에서 4~6개월 영아의 94%에서 역시 Edmonston Zagreb strain vaccine을 네뷸라이저로 투여 후 seroconversion되었다.

홍역의 감염이 아마도 nasal 또는 conjunctival mucosa를 통해 생기기 때문에 흡입된 vaccine의 delivery site가 역시 효과적일 수 있다고 본다. 그러나 아직까지 aerosol delivery에 적합한 부위가 어디인지 모른다. 또한 aerosol로 준 vaccine이 피하주사로 준 것보다 일찍 방어 작용을 나타낼 수 있을 것인지는 아직 모른다.

13. 네뷸라이저 치료 현실과 주의점

소아 천식 치료에 네뷸라이저가 과다하게 사용되고 있고 심지어 가정에서 며칠 혹은 수주 이상 네뷸라이저 kit를 소독하지도 않고 더구나 다른 환자가 사용하던 kit를 빌려서 사용하는 경우도 있어서 주의가 필요하다. 따라서 네뷸라이저로 치료할 때 반드시 권고되는 천식 치료 지침에 따라 사용하도록 해야 한다.

참고문헌

1. Alejandro CR, Juan S, Dora L, Nestor AM. Treatment of acute severe with inhaled albuterol delivered via jet nebulizer, metered dose inhaler with spacer or dry power. Chest 1997;112:24-8.

2. Richard B, David F, Jon FM, Leslie H, Pharm D. Preservatives in nebulizer solution: risks without benefit. Pharmacotherapy 1998;18:130-9.

3. Anna SP, Kurt N, Markku T. Jet nebulization of budesonide suspension into a neonatal ventilator circuit. Synchronized versus continuous nebulizer flow. Pediatr pulmonol 1997;24:282-6.

4. Chou KJ, Cunningham SJ, Crain EF. MDI with spacer vs nebulizer in pediatric asthma. J Family Practice 1996;42:29-30.

5. John G. Hypokalemia. N Engl J Med 1998;339:451-8.

6. Colin R, Joseph L, Arthur K, Gregory D. Comparison of volume output from two different continuous nebulizer systems. Ann Allergy, Asthma, & Immunol 1996;76:209-13.

7. Johannes HW, Sunalene GD, Mark JH, Ernst E, Quentin AS, Peter NL. Aerosol delivery to wheezy infants: A comparison between a nebulizer and two small volume spacers. Pediar Pulmonol 1997;23:212-6.

8. Pedersen S, O'Byrne P. A comparison of the efficacy and safety of inhaled corticosteroids in asthma. 1997;52(suppl 39):1-34.

9. British Thoracic Society. Current best practice for nebulizer treatment. Thorax 1997;52(suppl 2):S1-106.

Childhood Asthma

제15장

면역 치료

천식을 포함한 알레르기 질환 치료를 위해 면역 치료를 시행한다.

- 투여 경로: 피하주사와 설하(sublingual) 투여

- 작용기전: 확실히 밝혀지지는 않았지만 면역계의 균형을 Th2에서 Th1세포로 이동시키고, interleukin(IL) — 12와 interferon — γ 생성을 증가시키며, 항염증 cytokine IL — 10을 증가시킨다.

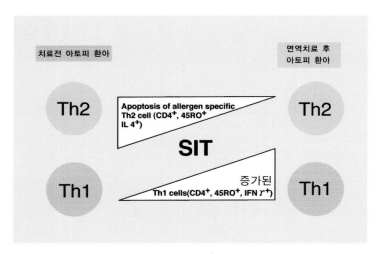

[그림 15 — 1] 면역 치료의 반응기전
(J. All. CL. Immunol, Vol. 107, No.4 2001 인용)

1. 면역 요법의 적응증

① 피할 수 없는 흡입 항원에 노출

② 통상적인 약물 치료로 조절이 어려운 때

③ skin test와 specific allergy test로 IgE-mediated 근거가 확실할 때

④ 해당 알레르겐과 증상의 상관관계가 있을 때

⑤ 필요한 최소 항원수를 선택한다. 즉 검사상 여러 개의 양성 반응이 나타나고 의심이 되어도 여러 개의 항원으로 면역 치료를 실시하여서는 효과를 기대하기 어렵다.

2. 치료 효과

① 일반적인 약물 치료와 적절한 환경관리에도 잘 조절되지 않는 알레르기 비염에 상당한 효과가 있다. 혹은 오랜 기간 약제 복용을 원치 않는 경우 효과적이다.

② 흔한 흡입 항원에 대한 알레르기 천식에 효과적이며 도움이 된다. 특히
- 증상 스코어를 감소시키고
- 약물 사용이 감소되며,
- allergen-specific 그리고 비특이적 기도 과민성을 줄인다.

③ 천식은 여러 가지 요인에 의해서 발생되기 때문에, 즉 찬 공기, 운동, 스모그의 노출과 콜린계 신경 작용(cholinergic agents) 등이 복합적으로 관여할 수 있어서 면역 치료만으로 완전히 증상을 해소시키지는 못한다.

④ 효과적인 알레르겐으로는 ragweed pollen, grass pollen, mountain ceda pollen, house dust mites, cladosporium, cat allergen, stinging insect venom 등이다.

⑤ 아토피 피부염만 있는 경우와 음식 알레르기는 면역 치료로 호전되지 않는다.

3. 면역 치료의 금기증

(1) 절대적인 금기증

① 심한 면역 질환이나 악성 종양이 동반된 경우
② 응급 상황시 에피네프린 사용이 불가능한 질환을 동반한 경우
③ 환자의 순응도가 나쁜 경우

(2) 상대적 금기증

① 영유아, 즉 5세 미만인 경우
② 중증 천식 상태 혹은 급성 발작시

4. 주의점과 부작용

① 부작용으로 전신 반응이나 아나필락시스 쇼크가 생길 수 있어서 전문가의 관찰 아래 응급 전신 반응 치료가 준비된 장소에서 시행한다.
② 생명이 위험한 반응이 올 수 있어 매 주사 후 적어도 20분간 관찰한다.
③ 면역 요법은 조절되지 않은 천식 발작중에는 투여하지 않는다. 만약 시행할 경우 심한 천식 환자는 면역 주사 전에 폐 기능 검사를 실시하여 평가 후 시행한다.
④ 간혹 환자가 지연 반응 증상이 있을 수 있어 주사한 날 저녁에 천식 발작이 있을 수 있다.
⑤ 여러 항원에 양성인 사람은 면역 요법이 소수 항원에 양성자보다 효과가 없다
⑥ 면역 치료는 성인보다 소아와 젊은이에게 더 효과적이다.
⑦ 일반적으로 3~5년 실시하며, 무증상이 12~18개월 될 때까지 실시한다
⑧ 면역 치료를 2년간 실시하였어도 실질적인 효과가 없으면 지속하지 않는다.
⑨ antigen 추축물의 추출 방법, 농도, 보관온도(4℃ 냉장)가 효과에 영향을 준다.
⑩ 피부 반응이 면역 치료 처음 몇 년간은 변화가 없기 때문에 소아를 매년 재검할 필요는 없다.

참고문헌

1. Behrman, Kliegman, Jenson. Nelson Textbook of pediatrics. 16th ed. Philadelphia: WB Saunders Co. 2000:645-79.
2. Global strategy for Asthma management and prevention GINA Guideline 2002.
3. Baker JC, Duncanson RC, Tunnicliffe WS, Ayres JG. Development of a standardized methodology for double-blind, placebo-controlled food challenge in patients with brittle asthma and perceived food intolerance. J Am Diet Assoc. 2000;100:1361-7.

제16장

아나필락시스
(Anaphylaxis)

Childhood Asthma

아나필락시스(Anaphylaxis)에 관해서는 4,000여 년 전에 이집트의 파라오가 손가락이 벌에 쏘여 아나필락시스로 희생되었다는 첫 번째 기록이 있다. 아나필락시스라는 말은 1902년 프랑스 의사 Charle Richet이 처음 기술했는데 반복되는 반응과 강력한 반응이라는 두 가지 의미가 있다.

1. 아나필락시스의 증상

아나필락시스 반응은 격렬한 반응이라고 표현하는 것이 옳다고 생각되는데 이 반응에는

① 전신적인 가려움증

② 신체 어느곳에나 생길 수 있는 두드러기

③ 피하에 광범위한 부종을 초래할 수 있는데 이 부종은 혈관에서 수분이 조직으로 나와서 생기는 현상, 즉 혈관 부종(angioedema)이 생기게 된다. 이러한 혈관 부종이 어디에 생기느냐에 따라 증상의 중증도에 큰 영향을 준다. 혈관 부종이 후두에 생기게 되면 호흡 곤란이 더 심해질 수 있다. 간혹 후두(larynx)의 부종으로 쉰 목소리가 나타난다. 후두의 혈관 부종이 더욱 심해지면 호흡 곤란이 심각해지고, 음식물을 삼키거나 말하기도 어려워진다.

- 기침과 천명 간혹 재채기, 코 막힘, 그리고 또는 눈 증상이 생길 수 있다.
- 얼굴이 화끈거리고(flushed face) 일반적으로 열이 나는 느낌이다.
- 맥박이 빨라진다.
- 혈압이 급격히 떨어져서 어지럽고 의식이 몽롱해진다.

일반적으로 처음 가려움증으로부터 시작해서 최후의 죽을 것 같은 증상까지의 진행 시간은 1시간 이내이다. 이러한 허탈(collapse)을 포함한 무서운 반응의 단계를 아나필락시스 쇼크라 하며 이는 중증의 전신성 반응으로 설명한다.

전신적이란 의미는 병변이 알레르겐과 접촉한 신체 부위의 일부분에 국한되지 않고 알레르겐이 혈관을 타고 돌기 때문에 온몸을 침범한 경우를 뜻한다.

아나필락시스 증상으로 사망이 초래될 수 있는데 그 이유는

① 혈압의 급격한 하강

② 후두의 부종

③ 치명적인 천식 발작 때문이다.

최근 보고에 의하며 이러한 사망자의 대부분이 천식이었고 노인의 경우 아나필락시스중에 심부전으로 사망한다.

치명적인 천식에 가까운 발작으로 신 기능의 저하와 뇌 손상이 초래된다.

2. 아나필락시스의 원인

① 음식물 알레르기(땅콩, 해산물, 우유, 계란, 메밀 등)

② 벌레나 뱀에 물려 생긴 알레르기, 심지어 거머리에 물려서도 올 수 있다.

③ 라텍스(latex) 알레르기는 고무 장갑 또는 수술용 장갑을 끼고 오래 일하는 사람에게서 나타난다.

④ 약물 알레르기: 페니실린이 가장 흔하다.

⑤ 백신은 드물다.

⑥ 알레르기의 추출물로 주사시, 즉 알레르기 면역 요법 시행중에 생길 수 있다.

⑦ 특히 피내 피부 검사(intradermal test)시에 생길 수 있으며, 아주 드물게 피부 반응 검사(skin prick test)에서도 있을 수 있다.

⑧ X-ray를 찍기 위해 사용하는 조영제에 의해서

⑨ 격렬한 운동 후

⑩ 찬 공기: 극히 드물지만 한랭 두드러기의 심한 형태로 올 수 있고, 찬물에 수영을 하다가 생길 수 있다.

⑪ 원인 불명의 아나필락시스

운동 유발 아나필락시스에 대한 원인을 찾는 것은 매우 힘들다.

일부에서는 운동 반응만으로도 생길 수 있으나 운동하기 전에 먹은 음식과 관련이

있는 경우도 있다. 특히 갑각류, 생선이나 알코올, 토마토, 치즈, 셀러리, 딸기, 밀가루 음식, 복숭아 등이 가장 흔한 원인 식품이다. 어떤 사람은 부수적인 유발 인자가 있는 경우도 있는데 예로 아스피린 같은 약물, 또는 극변하는 기후 조건(고온, 저온, 고습도)이 관련되어 운동 유발성 아나필락시스가 초래된다. 따라서 각각의 발작 전에 상황에 대한 자세한 기록이 필요하다.

3. 아나필락시스의 예방과 치료

① 알레르기 전문의를 찾아서 가능한 원인을 규명한다.

② 자기 자신을 스스로 예방 관리한다. 항상 주의가 필요하고 심지어는 치과에 가서도 약물 알레르기에 대해서 미리 알려 주어야 한다.

③ 모든 운동을 피하는 것은 나쁘지만 주의를 해야 하고 기후와 관련이 있으면 실내 운동이 바람직하다.

④ 운동 시작 전 항히스타민제나 크로몰린을 투여하거나 운동중에 유발되면 에피네필린를 사용할 수 있다.

⑤ 1:1000 epinephrine 0.01/kg 피하주사를 필요에 따라 30분마다 반복 투여할 수 있다.

⑥ 필요에 따라 산소를 투여한다.

⑦ 수액 정주 확보와 스테로이드 정주 혹은 근육주사.

참고문헌

1. Gamlin L. The allergy bible: the conventional and alternative guide to understanding avoiding and treating Allergies. Reader's Digest, 2001
2. Adkinson NF, Huss K, Samet J. Allergies what you need to know, Johs Hopkins Health: Ottenheimer Publications Inc., 1999

Childhood Asthma

제17장

음식 알레르기와
소아 천식의 자연 요법

1. 음식 알레르기

(1) 음식 알레르기 증상

① 알레르기 반응으로 히스타민이 소화기에서 유리되면 입술과 혀부터 붓거나 따끔거릴 수도 있으며 복통, 구역질, 구토, 설사의 원인이 될 수 있다. 그러나 음식 알레르기가 소화기에는 아무런 증상이 없고 음식 알레르기 반응이 위장관 외 피부에 나타나 피부 발진, 혹은 두드러기로 나타남을 볼 수도 있다. 또한 흔한 문제는 아니지만 천식이나, 알레르기 비염과 같은 호흡기 알레르기로도 올 수 있다. 드물게 음식 알레르기가 심한 경우는 아나필락시스 쇼크가 나타날 수도 있다.

② 음식 먹은 후 부작용이나 음식 알레르기를 경험했다는 경우는 소아의 44.8%로 흔하지만 실제 IgE 매개성 음식 알레르기 반응은 그렇게 흔하지 않다.

진성 음식 알레르기를 정확히 진단할 만한 방법이 불충분하고 피부 반응 검사와 혈청 특이 IgE 검사도 예민도와 특이도가 높지 않아 임상에서 쉽게 진단하기 어렵다. 음식 알레르기 진단에는 음식 일기와 증상 일기 쓰기부터 시작해야 하며 확실한 진단은 해당 음식의 이중맹검유발시험으로 판정한다.

〈 표 17-1 〉 음식물로 인한 면역 질환들(Food-Induced Immune Disorders)

Cutaneous
Acute urticaria and angioedema
Contact urticaria
Chronic urticaria and angioedema
Atopic dermatitis(AD)
Dermatitis herpetiformis
Respiratory
Allergic rhinitis
Asthma
Food-induced pulmonary hemosiderosis
Anaphylaxis
Food triggered
Exercise-induced

※ Pediatrics Gastroenterology and nutrition, PCNA, Vol.49. Feb. p.74 2002 인용

(2) 음식 알레르기 원인과 증상의 다양성

① 많은 사람들이 음식 알레르기와 음식 불내성(food intolerance)을 혼동하고 있다. 승진이 엄마는 본인이 닭고기 알레르기여서 승진이도 닭고기 알레르기일 것이라고 주장했다. 그런데 닭고기 먹었을 때 무슨 일이 일어났느냐고 물으면 엄마는 위가 더부룩하고 소화가 안 되었다고 했다. 그것은 알레르기가 아니라 음식 불내성이다.

② 진성 음식 알레르기에서는 어떤 음식을 먹었을 때 (혹은 어떤 경우 단지 만지기만 해도 혹은 그 음식과 같은 방에 있기만 해도) 몸에 들어온 음식과 싸우기 위해 면역계를 유발시킨다. 심장이 뛰는 것을 느낄 수 있고 호흡이 빨라지며 목은 chocking으로 부어오르는 듯이 갑갑해지고, 진전, 두통, 피로, 구역, 구토, 설사와 천식 발작 등등이 특정 음식 먹고 생길 수 있는 음식 알레르기 증상들이다. 심지어 심한 예에서는 어떤 음식을 아주 소량 먹었어도 아나필락시스 쇼크가 생길 수 있으며, 심한 알레르기(major allergic) 반응으로 사망을 초래할 수도 있다. 이러한 반응의 원인이 되는 음식물의 대부분은 땅콩, 호두 · 아몬드 같은 견과류, 우유, 계란, 생선, 갑각류, 콩(두유), 밀가루가 포함된다. 그러나 우리나라에서는 땅콩 알레르기는 일반적으로 임상례에서 흔하지 않은 편이고 알레르기 혈청 특이항체 검사에서도 드물다. 오히려 메밀, 계란 등이 더 많다.

〈 표 17-2 〉 음식 알레르기의 가장 흔한 식품

우리나라	미국과 캐나다	
계란	alcoholic beverages(알코올 음료)	땅콩
우유	caffeine	night shade vegetables(토마토, 가지,
메밀	초콜릿	고추 등)
콩	citrus fruits(밀감 쥬스)	새우 및 갑각류 (조개, 게, 가재)
땅콩	옥수수	설탕
견과류	유제품, 낙농 제품	호두 및 견과류
밀	계란	밀가루, 이스트
생선 · 어패류		

③ 음식 불내성의 증상

한편 음식 불내성의 증상은 음식 알레르기 증상보다 훨씬 가볍다. 이때 위장 장애는 대개 lactase라는 소화 효소의 결핍으로 인한 것이다. 혈압이 올라가고 진땀을 흘리며, 두통, 혹은 기도에 답답한 듯한 증상이 있을 수 있지만 이러한 증상들이 생기는 것은 음식물 과량 섭취로 대개 생긴다.

〈 표 17-3 〉 비면역성 부작용(Non-Immune-Mediated Adverse Reactions)

Metabolic
    Disaccharidase deficiency: lactase deficiency
    Favism: glucose-6-phosphate dehydrogenase deficiency
    Pancretic insufficiency: cystic fibrosis
    Galactosemia
    Phenylketonuria
Pharmacologic
    Caffeine
    Histamine
    Tyramine
Toxic
    Flavorings and presservatives: sodium metabisulfite
    Dyes: tartrazine
    Bacterial and fungal toxins: C. botulinum, aflatoxin
    Seafood toxins: scromboid(tuna, mackerel)
    Contaminants: heavy metals, pesticides
Infectious
    Parasitic: Giardia sp
    Bacterial: Salmonella sp
    Viral: hepatitis

※ Data from Sampson H: Food allergy: Ⅱ. Diagnosis and management. J, Allergy Clin Immunol 103:981~989, 1999 인용

④ 증례 1: 은지는 와인 두 잔을 마시면 두통과 피부가 빨갛게 발진이 항상 생긴다(와인에는 방부제로 sufites가 들어 있다). 그러나 한 잔 마셨을 때는 별 문제가 없다. 이러한 경우 문제가 와인에 있기보다는 방부제인 sulfites가 문제다.

증례 2: 희석이는 온종일 잔치 음식과 많은 초콜릿, 탄산음료수 등을 먹은 후 밤에

기침이 심하고 몸에 발진이 생겨 가려워하며 토하기도 해서 잠을 못 잤다. 희석이 부모는 잔치 음식을 먹고 생긴 알레르기 반응이냐고 물어 왔다. 이러한 경우 역시 간단히 음식 알레르기를 진단할 수는 없다. 희석이 경우 여러 종류의 음식을 갑자기 많이 섭취한 후 음식물 부작용에 의한 위장관 증상을 먼저 생각할 수 있다.

(3) 원인 식품 제거식과 음식 알레르기의 진단

만약 음식으로 인한 반응 특히 어떤 특정 음식에 확실한 반응이 있다면 그 음식을 피하는 것이 가장 좋은 방법이다. 만약 면역 반응을 일으키는 음식을 알고 있다면 별문제 없겠으나 임상에 찾아오는 대다수의 환자는 원인을 의사가 알아서 찾아주기를 바란다. 이때 알레르기 전문의에게는 인내심과 각별한 친절이 요구된다.

① 알레르기 전문의는 환자의 식습관에 관해 자세한 문항을 작성하고, 환자와 환자 가족 중에 동일한 혹은 다른 알레르기 반응, 즉 천식 등등에 대한 병력을 조사해야 한다.

② 다음 단계로는 오래된 가장 좋은 방법으로 제거식(elimination diet)을 권한다. 제거식의 의미는 가장 순하고 알레르기 가능성이 적은 (즉 이미 anaphylactic 반응이 있었던 것은 제외시킨다) 음식만을 주고 점차 다른 음식을 서서히 첨가하면서 신체 반응을 기다린다.

③ 만약 발진이 있거나 천식 발작 혹은 다른 이상 반응이 있으면 그 음식에 알레르기이거나 아니면 그것에 불내성으로 볼 수 있으며 그 음식을 피하는 것이 적어도 당분간은 최선이다. 일부 환자에서는 음식 알레르기 또는 불내성이 환자의 신체기능에 적응하면서 자연경과를 보일 수도 있다.

음식 알레르기가 의심되는 모두에게 선택되는 전형적인 제거식 식품으로 미국보고에는 쌀, 과일(non-citrus), 야채, 가공하지 않은 쇠고기, 닭고기가 알려져 있다. 그러나 우리나라에는 아직 제거식 식품 가이드라인이 없다. 저자의 경우 밥, 조미료를 섞지 않은 물김치, 조미되지 않은 김, 장조림만 주고 간식으로 흰 가래떡, 껍질 벗긴 사과만을 주면서 음식 일기와 증상 일기를 쓰게 한다. 대체적으로 알레르기 경향이 있는 음식을 제거한다.

〈 표 17-4 〉 흔한 알레르기의 원인 식품들

alcoholic beverage,	night shade plants
caffeine	(egg plant, peppers, potatoes tomatoes)
chocolate	peanuts
citrus fruits	shellfish
corn과 corn products	soy products
dairy products	sugar
eggs	tree nut(walnuts, pecans 등등)
food additives와 preservatives	wheat와 wheat products
fruits	yeast
meats, meat products	

〈 표 17-5 〉 음식 알레르기로 의심되는 환자의 1차 선택 식품

미국	저자의 경우
rice	밥
fruits (non-citrus)	물김치
야채	김
가공되지 않은 쇠고기나 닭고기	장조림
	껍질을 벗긴 사과

1) 음식과 증상 일기

① 자세한 음식 일기를 써야 한다.

먹은 음식을 기록하고 먹은 후 어떠한 증상이 생겼고 증상 나타나기 전 얼마나 오래 걸렸는지?

반응 생기는 데 얼마만큼의 음식물을 섭취했는지 기록해야 한다.

② 스스로 제거식을 하려고 노력해야 하며

③ 알레르기 식품을 최소화하고

④ 자신이나 보호자가 증상의 원인일 것 같은 식품은 피한다.

⑤ 2주간 이러한 제한식을 한 후 증상이 남아 있으면 다시 더욱 철저한 재차 시행이 필요하며 알레르기 전문의와 면담한다.

2) 음식 알레르기의 진단

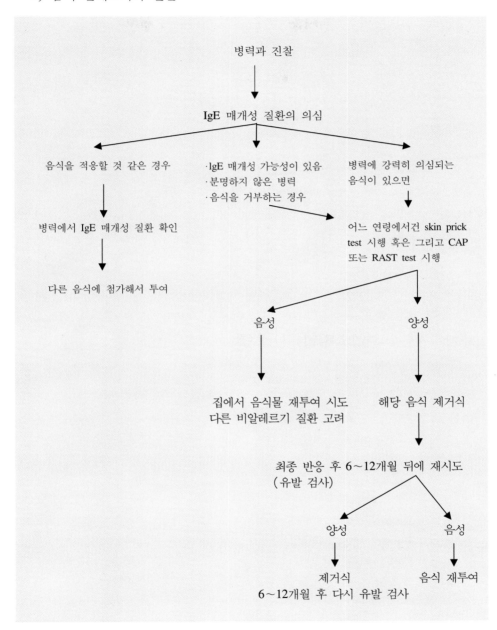

[그림 17-4] 음식 알레르기 진단
(The Pediatric Clinics of North America, 49;1:86,2002 인용)

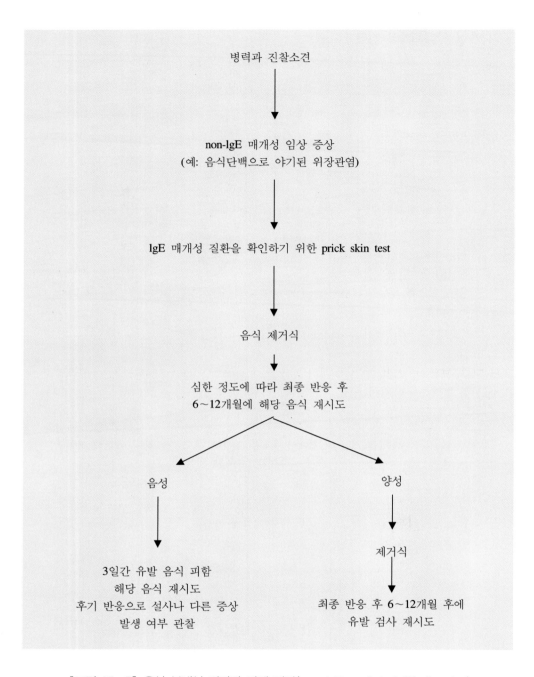

[그림 17-5] 음식 불내성 위장관 장애 진단(non-IgE mediated G1 disorder)
(The Pediatric Clinics of America, 49;1:87, 2002 인용)

3) 단계별 음식물 첨가

서서히 해당 음식물을 한 가지씩 첨가한다(slowly add the usual suspect).

① 음식 알레르기 증상이 없어졌을 때, 이 시기가 검사를 시작할 시기이다. 환자가 알지 못하게 환자 음식에 조금씩 첨가해서 시도해 보아야 하기 때문에 보호자가 책임 감을 가지고 도와주어야 한다.

② 아주 소량 1/2 ~ 1 teaspoon의 음식을 지금 실시하고 있는 제거식에 살짝 섞어서 모르게 시도해야 한다. 만약 반응이 정신심리적으로 야기되는지 보아야 하므로 어느 날 은 섞지 말아야 한다.

③ 아무 반응이 없으면 음식을 서서히 정상적인 양이 되기까지 2주 이상에 걸쳐서 증량해야 한다.

④ 다른 음식 속에 더 이상 감출 수 없으므로 먹어도 좋다는 것을 명확하게 알게 한다.

한 가지 의심되는 음식물을 측정하고 나면 다음 음식으로 그 과정을 반복한다.

이러한 과정은 예상보다 장기간으로 힘든 작업이며, 특히 많은 종류의 음식을 검사한 다면 더욱 힘든 일이다. 그러나 제거식 방법에서 중요한 점은 분명하고 담백한 음식만 을 성실하게 짜고, 실천하는 것이 필수적이다.

한 번에 여러 식품을 첨가하는 것, 또는 섞은 음식(mixed foods)을 먹는 것 예로 빵, 케이크, 캐서롤(고기, 호두, 각종 야채를 넣고 오븐에 구운 요리), 샌드위치 등은 무엇이 반응의 원인인지 알아내기가 어렵다.

(4) 음식 알레르기의 문제점

① 알레르기를 유발시키는 식품을 찾는 것은 생각보다 어렵다. 왜냐하면 환자들뿐만 아니라 흔히 우리는 우리가 무엇을 먹었는지 잘 모르기 때문이다. 음식 알레르기가 있 는 소아의 부모나 가족은 극성스럽게 음식 성분 표시를 읽는 사람이 되어야 한다. 식당 에서는 종업원이나 음식물에 종사하는 사람들에게 물어보고 환자 먹는 것을 확인하는 데 대해서 망설이거나 두려워해서는 안 된다.

② 만약 문제가 단순한 음식 불내성인 경우 대개 별 문제가 없고 심지어 확실한 우

유 알레르기에서도 생명에 문제가 되는 경우는 흔하지 않다. 그러나 어떤 음식에 대해 아나필락시스 반응이 생긴다면 생명에 문제가 될 수 있다. 지선이는 호두를 먹으면 아나필락시스 쇼크에 빠진다. 그래서 모든 호두가 첨가되었을 것 같은 음식, 즉 과자류, 케이크, 쿠키류, 심지어 샐러드에 대해서까지도 증상이 나타날 수 있다. 따라서 환자가 무엇을 먹었는지 보호자가 모두 다 기록하게 해야 하며, 조심스럽게 질문해서 찾지 않으면 큰 문제가 있을 수 있다.

2. 소아 천식 회복의 자연 요법

(1) 식사 때의 주의점(eat Defensively)

일부를 제외한 대부분의 현대 사회는 음식물 공급은 확실히 풍족한 편이지만 음식에 대해 알레르기나 천식의 경향이 있으면 안전과는 거리가 멀다.

약 3,500종의 음식 첨가물(additives)이 우리가 먹는 음식에 숨어 있다. 물론 대부분은 알레르기 반응이나 유발 인자와는 상관없지만 이들 중 일부는 증상의 원인이 되어 심각한 위험 상황이 될 수 있다. 만약 음식 알레르기가 있다면 이는 대단히 고달픈 일이지만 무엇이 환자의 입으로 들어가는지 주의해야 하고 환자 자신이나 보호자의 헌신적인 노력이 환자의 건강을 결정한다. 만약에 한 음식에 알레르기이면 적어도 2가지 이상에 대해 아마도 알레르기일 가능성이 높고, 많은 환자들의 경우 알레르기나 천식의 원인이 식품들 중에 속해 있을 가능성이 높다.

(2) 염증성 식품을 주의하라!!

일부 음식은 염증 반응을 조장(promote)하므로 이들을 피하는 것이 좋다.
① Omega-6 지방산이 높은 식품(옥수수, 해바라기 씨 기름)
② 동물성 지방

③ 쇠고기 중 지방과 힘줄이 고기 결에 따라 많이 들어가 있는 고기류

(3) 방부제(preservatives)와 첨가물(additives)을 피하라

인스턴트 식품, 편의점의 저장 식품, 패스트 푸드, 깡통 식품, 냉동 식품, 가공 식품 (processed foods) 등에는 화학 조미료와 방부제가 들어 있다. 자연 상태로 음식을 먹으려고 항상 노력해야 한다. 즉 가능하면 신선한 생야채와 과일, 조리된 곡물(cooked grains), 살짝 끓여 익힌 쇠고기, 생선 혹은 닭고기를 권한다.

(4) 알레르기 소아가 피해야 할 물질과 음식

1) Aspartame
청량음료, 껌, 사탕 내에서 볼 수 있는데 인공 설탕은 두드러기, 두통의 원인이 되고, 염증 반응을 증가시킬 수 있다. 만약 단것이 먹고 싶으면 말린 과일이나 꿀 또는 설탕이 오히려 권장된다. 이것들은 적어도 검사실 화학 물질의 혼합물은 아니다.

2) BHA/BHT(Butylated hydroxyanisole/ butylated hydroxytoluene)
샐러드 드레싱, 케이크 믹스, 시리얼, 크래커, 곡분과자(salad dressing, cake mixes, cereals, crackers, grain products)에 첨가하는 합성 antioxidants로서 악취나는 것으로부터 지방을 보호하기 위해서 사용된다. 그러나 이것이 소아들에게 발진이나 두통의 원인이 될 수 있고 과다 행동의 원인이 된다. 소아가 먹는 음식은 직접 집에서 만들고 신선한 재료를 사용하고 신선하게 보관하고 냉장고에 저장해야 한다.

3) Chlorine
수돗물에 정규적으로 첨가하는 chlorine은 물을 안전하게 공급하기 위해 다른 화학 물질과 같이 첨가된다. 많은 도시에서 충치를 예방하기 위해서 불소 역시 첨가한다. 만약 환자가 이러한 화학 약품 중 어떠한 것에 알레르기라면 수돗물을 그냥 사용해서는

안 될 것이다.

4) 식용 염료(Food coloring and dyes)

이 첨가물은 주의력 부족 장애(attention deficit disorder)의 주 원인이 되며, 과다 행동(hyperactivity), 두드러기, 기관지 울혈(bronchial congestion), 소화불량의 원인이 될 수 있다. 신선하고 가공되지 않은 음식을 먹도록 해야 한다. 음식 혹은 과일 그 자체의 고유한 흥미 있는 색깔을 나타내고 있으며 자연 그대로가 좋다. 즉 나무에서 따는 열매인 경우는 물감을 들일 필요가 없다.

5) Ethylene gas

바나나 같은 과일을 빨리 익게 하기 위해서 뿌리는 ethylene gas는 어떤 환자에게서는 천식 반응의 유발 인자가 될 수 있으므로 싱싱한 유기농 식품을 사야 하고 자연적으로 익혀야 한다.

6) Monosodium glutamate(MSG)

중국 음식 중에 흔히 접하게 되는데 고기를 연하게 하는(meat tenderizer) 것이다. 그 밖에 가공 식품에 들어가는 MSG가 음식에 첨가되었을 때 예민한 사람에서 천식, 가슴 답답함, 설사, 편두통이 생길 수 있다. 이러한 소견이 의심되는 경우 집에서 쇠고기 혹은 닭고기에다 신선한 야채를 볶아 먹여 볼 필요가 있다.

7) Nitrates/Nitrites

이 방부제는 hot dog, bacon, ham, 소시지(bologna) 같은 고기류 조리에 쓰이는데 이로 인해서 두드러기, 두통, 소화불량, 혹은 혈압상승의 원인이 될 수 있다.
조리된 고기류를 피하는 것이 바람직하다.

8) Pesticides(살충제)

식품점, 슈퍼에서 야채 등에 거의 정규적으로 뿌린다. 살충제(insecticcides), 제초제

(herbicides), 살 진균제(fungicides) 등이 천식 증상을 유발시킬 수 있다. 살충제를 뿌리지 않고 키운 유기농 식품(organic products)을 권해야 한다.

만약 유기농 식품을 찾을 수 없다면 야채나 과일을 chlorine bleach 세제 1테이블 스푼을 큰 양푼에 타서 씻고 헹군 다음 섭취하도록 한다.

9) Sulfites

대체로 와인이 원인이 될 수 있다. 음식 라벨에 명확히 sulfites 유무를 기록하게 하는 법이 필요하며, 항상 라벨을 자세히 읽어야 한다. 음식점에서 야채를 신선하게 보존하기 위해 이러한 화학 약품으로 처리할 수 있어서 음식점에서 외식할 때는 주의를 요한다. 샐러드 바(salad bars)가 누렇게 뜨는 것을 막기 위해서 sulfites를 야채에 뿌리는 경우가 있다. 소아가 어떠한 음식을 먹는지 잘 알 수 있는 곳에서 식사를 해야 한다.

(5) 항염증성 식품을 먹게 한다

알레르기 환자가 마음놓고 먹을 수 있는 음식은 어떤 것이 있을가? 다음에 소개하는 식품들은 염증 반응을 이기는 데 도움이 되거나 알레르기 염증 반응이나 기관지 울혈 혹은 비충혈, 가려움증, 눈물, 콧물, 기도 염증을 경감시키는 요소가 된다.

1) Omega 3 지방산

생선에 주로 들어 있는 지방산으로 고등어(albacore), 참치(tuna), 연어(salmon), 고등어류(mackerel), 정어리(sardines), 청어(herring), 검은색 생선(sublefish), 무지개 송어(rainbow), trout(송어), 과일과 야채, 특히 비타민 C가 높은 것, 양파(onions), 마늘(garlic) 등에 많이 들어있다. 소아 천식 환자에게는 가능한 한 자주 먹여서 향후 발작을 최대한 방지해야 한다.

2) Chili pepper

환자가 먹을 수 있을 정도의 맵고 톡 쏘는 음식으로 매운 고추나 자극적인 음식은 기도를 열리게 하는 데 도움이 된다.

3) Strong coffee

커피의 카페인이 기도를 확장시키기 때문에 급성 천식 때 해독제가 될 수 있다. 미국에서 2,000명을 대상으로 커피를 마신 군과 커피를 안 마신 군과 비교했는데 커피를 마신 집단에서 안 마신 집단보다 천식 증상이 33%나 적게 나타났고, 역시 기관지염, 천명, 알레르기도 현저히 줄었다. 1일 1~3컵까지는 좋다고 본다.

4) 현명하게 잘 식사하기

궁극적으로 신체가 건강해지면 천식 혹은 다른 알레르기 질환도 잘 이길 수 있어 덜 예민해지게 되므로 균형 잡힌 식사가 중요하다. 예로서

① 곡류 중 쌀은 알레르기가 적다. 그 외 통밀빵, 시리얼, 파스타 등을 준다.

② 캔 혹은 플라스틱 포장 식품, 냉동 식품들이 알레르기의 원인이 될 수 있다.

③ 고기, 생선, 우유, 치즈, 콩 계란 요구르트 같은 알레르기 유발 가능한 식품은 적응할 수 있을 만큼만 먹게 해야 한다.

④ 식사는 음식마다 매일 바꾸어 줄 필요가 있다. 음식은 옷과 같아서 같은 것만 반복해서 먹는 경향이 있다. 만일 이러한 음식들 중 일부에서 알레르기가 유발될 경우 제거식이 쉽지 않으며 결국 흔히 먹는 것을 모두 중지할 때까지 결코 원인을 알 수 없게 된다.

참고문헌

1. Spergel JM, Pawlowski NA. Food allergy. Mechanisms, diagnosis, and management in children. Pediatr Clin North Am 2002;49:73-96.
2. Fox R, 25 Natural Way to believe Allergies and Asthma. Keats: McGraw-Hill Co. 2002.
3. Adkinson NF, Huss K, Samet J. Allergies what you need to know, Johns Hopkins Health: Ottenheimer Publications Inc., 1999

제18장

Childhood Asthma

천식의 대체요법과
치료 보조제

의사들이 아직까지는 알레르기를 완전히 사라지게 하는 약제를 개발하지 못하였지만 만성 질환인 알레르기와 천식으로 인한 고통을 완화시켜 주려는 방법이 다방면으로 시도되고 있고 또 이들 만성 질환에 대한 보조 요법으로 여러 개의 다양한 치료 방법들이 나와 있다.<표 18-1> 참조

〈 표 18-1 〉 천식 치료에 이용되는 대체 방법

1	집안환경 변화(Homeopathy)	10	Chiropractic munipulation(척추 조절 요법)
2	Biofeedback	11	Antioxidant 비타민과 미네랄
3	Herbal medicine(한약)	12	Imagery(심상 용법)
4	생활 습관과 식습관 변화	13	마사지 요법
5	정골요법(Osteopathy)	14	기도 치료(Prayer healing)
6	Relaxation	15	요가(Yoga)
7	Self-help group	16	Breathing techniques(호흡 요법)
8	Aromatherapy(아로마 요법)	17	Reflexology
9	Acupuncture(침)		

천식 치료의 대체 요법과 보조적인 치료 방법들이 통상적인 약제의 한계점과 문화적 배경의 다양성 때문에 세계적으로 증가되는 추세이다.

World Health Organization의 조사에 의하면 세계 인구 중에 이러한 대체 요법에 대해서 경험한 적이 있는 경우가 10명 중 8명 정도인 것으로 나타났다. 미국에서는 전 인구의 1/3이 대체 치료를 시도해 보았다고 하였으며 영국에서는 25%, 호주와 동양권에서는 40%였다. 동물 실험을 통해서 이 대체 치료법에 대한 근거를 확인하려는 많은 연구가 시도되었고, 지속되고 있으나 긍정적인 결과는 제한적이었다. 특히 흥미로운 것은 이러한 대체 요법에 소모된 비용은 같은 기간 병원에 입원하여 사용된 비용과 맞먹으며, 대체 요법을 사용하는 질환 중 알레르기가 두 번째로 많은 것으로 나타났다. 1997년 ISSAC(International study of Asthma and Allergy in children) 조사에 의하면 소아 천식이 가장 흔한 만성 질환의 하나로 보고되었으며 소아 환자에서도 이러한

보조 치료와 대체 치료를 흔히 사용하게 되는 질환에 속한다. 따라서 향후 알레르기나 천식에 관한 대체 치료에 더 질 높은 연구가 필요하다. 이들 중에 비교적 신빙성이 있는 방법의 약제로는 비타민과 미네랄 등이 보조제로서 사용되고 권장되고 있다.

1. 비타민

(1) 베타 카로틴(beta-carotene)

베타 카로틴(beta-carotene)은 비타민 A의 plant form이다. 그러나 체내에서는 latter form으로 전환되면서 중요한 기능을 수행한다. 베타 카로틴은 감염과 대응할 수 있는 신체적 능력을 증진시키고, 비타민 A가 건강한 점막(mucous membrane), 피부, 눈, 폐와 결합조직을 유지하는 데 결정적인 역할을 한다. 실제 비타민 A의 혈중치가 낮은 경우 전형적으로 상기도염이 더 잘 걸린다. 베타 카로틴 25,000Iu(성인 용량) 용량을 매일 복용하면 건강한 조직을 유지하고 침입자를 제거하기 위해 도움이 되어 권장할 만하다.

(2) 비타민 B_3(niacin)

기관지 천식이나 알레르기 비염 환자들이 niacin 형태의 niacinamide 주사 후 급속히 호전되었다는 보고가 있다. 그 이유는 niacinamide가 히스타민의 유리를 억제하고 염증 반응 혹은 울혈 과정을 차단시키는 성분이 있기 때문이다. 그 자체가 천명을 감소시키는 데 도움이 되며 1990년 *Journal of clinical nutrition* 보고에 의하면 niacin의 양과 역관계로 niacin 섭취 증가에서는 천명이 감소되었고 niacin 섭취가 감소한 경우 천명이 증가되었다.

즉, niacin의 높은 치는 천명을 적게 한다. 하루에 25~50mg이 흔히 권장된다.

(3) 비타민 B₅(panthothenic acid)

cortisone(natural anti-inflammatory agent)과 다른 adrenal hormones의 생성에 기여하는 인자로서 부신 기능을 뒷받침하는 데 사용된다. 매일 4~7mg이 추천된다.

(4) 비타민 B₆

이 비타민은 소아 천식 증상 감소에 도움이 된다. Annals of Allergy 보고에 의하면 76명의 중등증과 중증 천식 소아들을 대상으로 실시한 한 연구에서 이들 소아 천식을 두 집단으로 나누어 한 집단은 비타민 B₆ 200μg을 매일 투여하고 다른 집단을 대조군으로 하였다. 5개월 뒤 비타민을 투여받은 집단은 천식 증상이 적었고 약제 소모도 적었다. 비타민 B₆는 chinese restaurant syndrom에 대해서도 예방적 효과가 있다. 잘 알려진 MSG hypersensitivity의 콧물, 두통, 가슴 답답함 등의 증상들이 비타민 B₆를 25~200mg(큰 소아) 매일 규칙적으로 복용한 후 MSG가 든 음식을 먹고도 증상이 적어졌다.

(5) 비타민 B₁₂

주로 쇠고기, 닭고기, 달걀, 생선 등에 있는 것으로 비타민 B₁₂는 sulfite allergy나 contact dermatitis의 증상을 감소시킬 수 있다. 1980년 *J. of Allergy* 보고에서 혀 밑으로 비타민 B₁₂를 준 후 sulfite에 대한 반응을 예방하는 데 도움이 되었다는 보고가 있다. 비타민 B₁₂는 특히 소아 천명을 경감시키는 데 역시 도움이 된다. 그 후 1989년 보고에서 10세 이하 50명의 소아를 대상으로 비타민에 관한 연구에서 비타민 투여 후 60%가 천명이 완전히 해소되었고, 20~30%에서는 현저한 호전을 보였다. 권장되는 용량은 매일 9~25mg이다.

(6) 비타민 C

1일 2,000mg의 용량으로 히스타민 유리를 억제하며, 비 폐쇄, 부비동과 기관지의 울혈과 같은 알레르기 반응을 호전시킨다. 그러나 이와 같이 많은 용량으로는 설사, 위경련(stomach cramp) 비강 건조증이 역시 야기된다. 부작용을 피하기 위해 1일 2회로 1,000mg씩 주기도 한다. 또한 비타민 C가 천식 증상을 감소시키는 것과도 관련 있는 보고가 있는데 National Health and Nutrition Examination Surveys(NHANES)의 광범위한 조사에서 비타민 C가 높은 음식을 먹었거나, 혈액 중 비타민 C가 보다 높은 경우 천명과 혹은 다른 폐 질환들이 적었다. 즉 비타민 C 최소량을 섭취한 군은 고용량을 섭취한 군에 비해서 5배나 많은 호흡 곤란이 있었다. 그 외 몇몇 다른 연구에서도 비타민 C 섭취가 천식 발작을 감소시켰고, 운동 후 생기는 발작을 줄였다. 매일 500mg ~ 2,000mg이 권장량이다.

(7) 비타민 E

잘 알려진 free radical quencher로서 세포막 형성에 중요하며 특히 fats oxidation과 파괴로부터 보호한다. 비타민 E는 천식과 알레르기를 악화시키고, 호흡기 손상을 초래하는 스모그의 일부인 오존을 강력하게 중화시키는 작용이 있다. 권장 용량은 1일 400Iu ~ 1,000Iu이다.

2. 미네랄(Minerals)

미네랄은 신체 구조의 중요한 역할을 하며, 신체 대사 과정을 조절하고 신체 화학물질을 재구성한다. 그뿐만 아니라 알레르기 반응을 경감시키고 간혹 새로이 유발될 수 있는 알레르기 반응을 예방할 수 있다. 미네랄은 다음과 같이 대부분 천식 및 알레르기 질환에 도움이 된다.

(1) Calcium

calcium은 우리 뼈와 치아에 주된 부분이며, 피부와 호흡기 알레르기 반응을 경감시키는 데 도움이 된다. 천식 혹은 알레르기 치료에는 장기간 치료한다는 점이 문제인데, 1993년 연구에서 calcium 1일 용량 1mg을 매일 투여한 결과, 알레르기로 인한 비점막 부종을 현저히 감소시켰다는 보고가 있다. 다른 연구에서는 calcium과 비타민 B_{12} 병합 투여로 천식과 기도 수축을 경감시키는 데 도움이 되었다.

(2) Magnesium

magnesium sulfate는 natural bronchdilators로서 기관지 평활근의 이완 작용이 있다. 많은 병원에서 천식 발작 치료를 위해 정주 투여한다. 비록 마그네슘 정제는 magnesium 정주 혹은 흡입 치료에서 보는 즉시 효과는 없지만 이것 역시 천명을 감소시키고 시간 경과와 함께 도움이 된다. 권장량은 하루에 500mg으로 1,000mg을 초과하지 않는다.

(3) Selenium

천식은 selenium과 같은 antioxidant의 낮은 혈중치와 관련되어 있다. 즉 selenium supplements를 주었을 때 천식이 현저히 호전되었다. selenium은 세포막을 보호 유지하는 데 도움이 되며 세포와 조직에 free radical damage를 막는 작용이 있다. 하루에 $50 \sim 200 \mu g$ 용량이 일반적으로 권장량이며 하루 $200 \mu g$ 이상에서는 독성 작용을 보일 수도 있다.

3. 기타 보호제

비타민과 미네랄 외에 다른 물질이 천식과 알레르기 조절에 역시 도움이 될 수 있다.

(1) Bromelain

이 효소는 pineapple에 들어 있는 것인데 기도 부종에 중요한 역할을 하는 fibrinogen을 파괴하는 물질을 생성하여 염증 반응을 차단한다. bromelain은 역시 소화에도 좋고, 일반적인 천식 치료에 효과가 있다. 500mg/정 1일 1∼3정이 권장량이다.

(2) Methylsulfonylmethane(MSM)

organic sulfur의 형태로 쉽게 신체에 흡수되며 MSM은 antibodies, antioxidants, enzyme, connective tissue, amino acid 형성에 이용된다. MSM은 알레르기와 천식의 심한 증상까지도 효과적으로 호전시킨다. 특히 비타민 C, bioflavonoids와 MSM을 병용했을 때 몇주 만에 재채기, 비충혈, 콧물, 눈물 등이 해소된다.

organic sufur는 일부 사람에서 심한 알레르기 반응의 원인이 될 수 있는 다른 sulfa계 약제들과는 달리 비알레르기성이다. 권장량은 일반적으로 성인에서 1,000mg 1일 2회 혹은 음식과 같이 준다.

(3) Omega 3 지방산

Omega 3 지방산이 포함된 생선 기름 소모가 천명, 즉 천식과 알레르기 증상을 감소시킨다. 그 기전은 아마도 Omega 3 지방산이 천식과 알레르기의 주 증상을 억제시키는 데 도움이 되는 자연적인 항염증 효과가 있는 것으로 본다.

Omega 3 지방산이 천식의 조기 염증 반응 조절 효과뿐만 아니라 후기 반응을 경감시키거나 조절하는 효과가 있다. 생선에 아마인 기름(flaxseed oil)은 역시 Omega 3

지방산의 좋은 소스이다. 성인에서 권장량은 생선을 자주 먹는 경우는 1,000mg짜리 캡슐을 매일 6개, 생선을 먹지 않는 경우는 12개까지 먹게 한다. flaxseed oil로 투여할 때는 캡슐로 투여량과 동등한 양인 1일 3큰스푼으로도 좋은 결과를 볼 수 있으나, 적합한 소아 용량이 알려져 있지 않으며 소아에게는 소량씩 투여해야 한다. 따라서 다만 소아에게 Omega 3 지방산을 약제로 투여하기보다는 소아 식품에 Omega 3 지방산이 많은 식품을 주는 것이 더 바람직하다.

이때 주의 사항은 두 가지 오일을 같이 먹지 말아야 하며, 용량을 초과하지 않아야 한다. 왜냐하면 Omega 3 지방산이 혈액을 묽게 하기 때문이며, 정상적인 혈액 응고력을 방해할 수 있기 때문이다. 만약 환자가 blood-thinners 혹은 이 계통의 다른 약을 복용중이면 Omeg 3 지방산을 먹기 전에 주치의와 상의하고 허락을 받아야 한다.

(4) Quercetin

이탈리아 음료(italian squash), 포도, 그리고 황색 또는 적색의 양파에 들어 있는 것으로 bioflavonoid는 탁월한 항염증제(excellent anti-inflammatory agent)이다. 알레르기 증상인 재채기 코 막힘의 원인이 되는 히스타민의 유리를 낮춘다. 또한 천식 반응을 초래하는 물질인 류코트리엔의 유리를 억제시킨다. 적색 혹은 황색 양파를 매일 1개씩 균형 있게 먹지 않으면 건강을 위해 예방적으로 성인에게 400mg을 주어야 한다.

(5) Rutin

Quercetin과 다른 bioflavonoids로 비타민 C 흡수에 필요하다. Guercetin처럼 히스타민 유리를 낮추고, 세균과 바이러스 모두에 대한 항염증 작용이 있다. 상당히 효과적이어서 많은 항알레르기 약제에 포함되어 있다. 흔히 매일 성인에게 500mg을 식사 사이에 준다.

4. 요약

상기 복합비타민과 복합미네랄 그리고 여기에 antioxidants, 즉 비타민 A (beta-carotene), C, E와 selenium의 섭취는 바람직한 방법이다. 여기에 천식 환자인 경우 생선 기름, 또는 아마인 기름(flaxseed oil)을 어느 정도 양을 섭취하는 것에 관해서 주치의와 상담하고 섭취할 필요가 있다. 어떠한 경우든지 보조 식품을 시작하기 전에 가장 낮은 양으로 시작해서 그 반응을 주의 깊게 관찰하면서 용량을 맞추어 가야 함을 기억해야 한다.

참고문헌

1. Graham DM, Blaiss MS. Complementary/alternative medicine in the treatment of asthma. Ann Allergy Asthma Immunol 2000;85(6 Pt 1):438-47.
2. Fox R, 25 Natural Way to believe Allergies and Asthma. Keats: McGraw-Hill Co., 2002.
3. Berger WE. Allergies and asthma for dummies. IDG Books Worldwide, Inc., 2000.
4. Adkinson NF, Huss K, Samet J. Allergies what you need to know, Johns Hopkins Health: Ottenheimer Publications Inc., 1999
5. Bielory L. 'Complementary and Alternative Medicine' population based studies: a growing focus on allergy and asthma. Allergy 2002;57:655-8.
6. Mindell E. New herb bible. Simon & Schuster Inc., 2002.

제19장

천식 교육

Childhood Asthma

1. 학교에서 알레르기에 대한 안정성

① 알레르기 반응은 다양한 증상을 나타내지만 심한 경우 쇼크와 같은 생명이 위험한 반응을 보일 수 있어 응급실에 실려 가거나 산소를 투입해야 할 경우도 있으며 심지어 사망할 수도 있음을 유념해야 한다.

② 아이들에게 어떠한 알레르기가 있는지 선생님과 아이를 돌보는 분들이 알고 있어야 한다. 즉 아이에게 어떠한 일들이 벌어질 수 있는지 알고 있어야 그에 대한 적절한 대처가 가능할 수 있기 때문이다.

2. 천식이나 알레르기 소아에 대한 학교에서의 대비 사항

① 학교에서 응급 상황시에 사용해야 하는 약제에 관한 의사의 치료 지침과 설명서를 지참하고 있어야 한다.

② 학교가 개학하기 전 알레르기 소아의 부모는 소아의 상황에 관해 학교 선생님, 또는 양호 선생님과 의논해야 한다. 만약에 음식 알레르기가 있거나 벌 독에 아나필락시스의 위험이 있으면 예기치 않은 알레르기 반응으로 생명이 위험한 결과가 올 수 있음을 사전에 논의해야 한다.

③ 환아의 이름과 사진 그리고 어떠한 것에 알레르기가 있는지 예를 들어서 땅콩, 우유, 벌에 쏘이는 것 등, 확인할 수 있는 자료, 또한 알레르기 반응의 경고 징후와 그에 따른 적합한 응급처치 방법이 비치되어 있어야 한다.

이러한 사항은 다른 사람 누가 보아도 알기 쉬운 유용한 표시로 되어 있어야 한다.

④ 학교 직원들은 강한 알레르기 원인이 될 수 있는 사항은 학교와 학교 주변에서 피해야 함을 알고 있어야 한다. 그래서 알레르기 있는 학생이 정상적인 학교 생활을 할 수 있도록 도와주어야 한다.

학교의 선생님은 물론 직원들 모두가 알레르기를 가지고 있는 학생을 알고 있어야 하며 epinephrine 치료가 필요할 수 있음을 인식하고 있어야 한다. 만약 의사가 특정 학생에게 epinephrine 자가 주사제(auto-injector)를 처방하였다면 직원들은 이것에 대해 알고 있어야 하고 응급 상황에 처치를 어떻게 하여야 하는지를 알고 있어야 한다. 각자 주사제에는 소아의 이름과 반, 번호가 정확하게 붙어 있어야 하며 기구에 유효기간 표시를 정규적으로 체크해야 한다.

⑤ 가능한 한 언제든지 음식 알레르기가 있는 소아인 경우 학교나 특히 유치원에서는 아이가 착용하고 있는 팔찌나 목걸이나 명찰 등에 어떠한 음식 알레르기가 있는지를 확실하게 표시하여 착용시켜야 한다.

⑥ 음식물 혹은 급식을 감독하는 학교 담당자들은 알레르기가 있는 소아에게 제공되는 음식의 내용물들을 알고 있어야 한다.

⑦ 해당 소아의 모든 주변에서, 즉 책상, 장난감, 싱크대, 식기 등을 잘 씻어야 하며 특히 3세 이하의 소아에게서는 더욱 중요하다. 더욱이 영유아들은 모든 것을 입으로 가져가기 때문에 음식 알레르겐의 작은 찌꺼기라도 알레르기 반응의 원인이 될 수 있다.

예로 자연과학 실습 시간 혹은 가정과목 중 요리 시간과 같은 교과 과정의 일부에서는 학생이 알레르기가 생길 수 있는 음식 사용을 피해야 한다.

⑧ 모두에 대해 식사 전·후 규칙적으로 손씻기를 권장해야 한다.

⑨ 학교에서 급식하게 될 경우 학생의 알레르기에 대해 학교에 통보해야 되며 가능한 대체 음식을 마련하거나 혹은 부탁해야 한다.

학교에서는 통상적인 급식을 먹을 수 없는 아이들에게 질적으로 동등한 특수 식품을 준비할 필요가 있다. 이러한 특수식은 특별히 부과되는 요금 없이 준비되어야 한다.

⑩ 음식을 준비하는 사람은 음식들 상호간에 교체감염(cross-contamination)을 피하기 위한 교육을 받아야 한다. 땅콩과 견과류, 갑각류, 또는 우유 같은 알레르기 원인 식품은 작은 양이라도 알레르기 소아에게는 생명이 위험할 수 있기 때문이다.

⑪ 학교는 학교 주변의 운동장 등에서 모든 곤충들이 증식할 만한 집합소를 제거해야 한다.

⑫ 쓰레기는 통에 꼭 묶어서 처리하여야 한다.

⑬ 벌레에 대해서 알레르기가 있는 학생과 직원은 벌레에게 물릴 수 있는 계절에는 학교 실내에서 식사를 해야 한다.

다음은 강한 알레르기 식품으로 American Academy of Allergy, Asthma and Immunology에서 명시한 것이다.

〈 표 19-1 〉 강한 알레르기 식품

갑각류(shellfish) - 게, 가재, 조개류(croy fish)
생선
달걀과 계란 관련 제품
호두를 포함한 나무에서 얻을 수 있는 견과류
땅콩
밀과 밀가루 제품
우유와 유제품
콩과 콩 제품

N. Franklin Adkinson Jr. M. D. Johns Hopkins Health, Allergies What You Need to Know professor of Medicine. The Johns Hopkins university School of Medicine 인용

3. 가정에서 천식 발작에 대응하는 6개의 황금 원칙

① 가능한 한 숨을 천천히 쉬면서 숨을 최대로 내쉬어라, 숨을 들이마시려고 하지 말아라. 가능한 한 숨을 최대로 내쉬면 다음에는 자동적으로 들이마실 수 있다.

② 겁먹지 말아라. 만약 겁을 먹으면 과호흡이 시작되고 더 나빠진다. 부모가 당황하면 천식 발작 상태에 있는 천식 소아를 더 악화시킬 수 있다.

③ 자세는 숨쉬기가 가장 편한 자세로 해 주어라. 밥상 혹은 테이블 위에 베개를 얹어 기대게 하라. 밖의 공기가 차지 않고 대기오염이 나쁘지 않거나 꽃가루가 날리거나, 바람이 심한 날씨가 아니면 창문을 열어라.

④ 천식 발작을 나쁘게 할 수 있는 요인을 피해라. 예로 과다한 활동, 힘든 외출, 냉방이 지나치게 잘된 곳(백화점, 극장 등), 찬 공기, 자극물이나 알레르겐을 피하게 하라.

⑤ 물이나 자극적이지 않은 과일 주스 혹은 다른 음료를 충분히 마셔라. 천식 발작

증세 중에는 기도 점막을 통해 손실되는 수분이 많기 때문에 탈수가 될 수 있다.

⑥ 안정제라든가 예를 들어 한약제와 같이 환자를 잠들게 하는 어떤 것도 주어서는 안 된다. 천식은 밤이 되면 더 나빠지고 공기가 더 필요할 수 있기 때문에 세심한 주의가 필요하다.

4. 아주 어린 소아의 천식 발작 상태를 알 수 있는 증상

다음의 징후나 증상이 있으면 천식 발작이 나빠지는 상태를 의미한다.

① 콧구멍이 벌렁거린다.

② 어깨를 보통 때보다 높게 올리고 숨쉬고 있다.

③ 아기가 호흡 사이에 한두 마디 단어밖에 말을 못한다. 혹은 젖을 연속적으로 빨지 못한다.

④ 갈비뼈 사이가 드러나게 숨을 쉬며 숨을 쉬는 동안 가슴 밑이 쑥쑥 당겨 꺼지게 들어간다.

⑤ 쌕쌕거리는 숨소리가 들린다.

⑥ 입술, 혀, 손톱 밑이 검푸르게 된다.

⑦ 호전되는 소견이 없으면서 쌕쌕거리는 소리가 없어지면 이는 대단히 나빠진 상태이다. 이는 기관지가 부어서 공기 유통이 어려워 나타나던 쌕쌕거리는 소리마저 없어진 것으로 기도 점막이 상당히 부어 있어 공기 통과가 안 되는 것을 의미하며 대단히 위급한 상황이다.

참고문헌

1. Adkinson NF, Huss K, Samet J. Allergies what you need to know, Johns Hopkins Health: Ottenheimer Publications Inc., 1999

2. Gamlin L. The allergy bible: the conventional and alternative guide to understanding avoiding and treating Allergies. Reader's Digest, 2001

3. Nurses' asthma education working group, editors. National asthma and prevention program. National heart, lung, and blood Natural intitutes, NIH Pulication. No. 95-3308, 1995.

제20장

임상 증례

1. 증례 1: 영유아 바이러스 호흡기 감염성 천식과 폐쇄성 세기관지염

만 4세 6개월 된 혁이는 2.9kg 정상 분만으로 태어났으며 약 3개월까지 엄마 젖을 먹다 젖이 부족하여 혼합 수유를 시작하였지만 거의 분유에 의존하고 있었다. 생후 1개월경부터 얼굴에 태열과 코 막힘이 있었을 뿐 특기할 만한 사항은 없었다. 1998년 1월 21일 6개월이 되었을 때 체중은 7.2kg, 체온은 37.2℃로 3일 전부터 기침, 가래로 인근 의원에서 천식기가 있다는 진단과 함께 투약을 받았으나 밤에 잠자기 힘들어 하고 쌕쌕거려서 발병 4일째 본원 외래로 내원하였다.

진찰 소견에서 천명음이 들렸으나 흉부 함몰 등 호흡 곤란 증상은 보이지 않았다. 입원을 권했으나 보호자가 거부하여 일단 치료로 속효성 베타2 – 항진제(벤토린액) 0.5cc + 생리식염수 2cc를 네뷸라이저로 30분 간격으로 2번 흡입시킨 후 경구제 지속성 베타2 – 항진제를 주어서 집으로 보냈다. 3일 후 발병 7일째 밤새도록 거의 쉬지 않고 하는 기침과 더 심한 천명, 약한 정도의 흉부 함몰이 있었고 아기는 젖을 잘 빨려고 하지 않았다. 흉부 방사선 소견에 양쪽 폐가 과팽창되어 있었다.

(1) 첫 번째 입원과 치료

1) 치료

① 속효성 베타2 – 항진제 + 생리적 식염수를 흡입시켰으나 천명음에 변화가 없어서 terbutaline(0.01mg/kg) 0.07mg(1앰풀 1ml=0.5mg)을 피하 주사한 후 약간 천명이 좋아지는 듯했으나 다시 천명음과 흉부 함몰이 진행되어 다시 속효성 베타2 – 항진제를 재차 흡입시키면서 입원하였다.

② 처음 입원시 O_2 2l/분을 투여하였으나 아기는 점차 호흡이 빨라지고 청색증이 나타나서 산소 투여량을 3~4l/분으로 높였다.

③ 수액 정주 확보하고 30분~1시간 간격으로 속효성 베타2 – 항진제 + 식염수 투여하고 8시간 간격으로 속효성 베타2 – 항진제 + ipratropium bromide를 1일 3회 흡

입시켰다.

④ 스테로이드 methylprednisolone 1mg/kg 정주하였다.

⑤ 입원 2일째 백혈구 수가 높았고, 열이 있어서 항생제를 정주하였다.

발병 8일째 환자는 점차 나빠져서 중환자 집중 치료실로 이실되었다. 흉부 방사선 소견 상 우측 하단에 무기폐를 동반한 약간의 폐침윤 소견이 보였지만 뚜렷한 폐렴은 없었다.

⑥ 환자 상태는 계속 나빠져서 호흡부전 상태까지 초래되었다.

2) 진단

① 바이러스 세기관지염 및 호흡부전증

② 영유아 천식 발작과 천식 지속 상태로 추정되었다.

〈표 20-1〉 검사 소견 요약

	맥박	호흡	체온	청색증	PH	SaO_2	$PaCO_2$	흉부함몰	수유	WBC	Hgb/Ht	CRP
입원 당일	132	32	37.2	±	7.3	91	35	++	±	20.600	11.9/36.8	<3.0
입원 2일	144	40	37.8	−	7.3	90	46	+++	−			
중환자실	170	63	38	±	7.1	87	>60	++++	−	15.600	9.8/30.4	
respiratory arrest												
기계 호흡 적용 후												
	190	88	37.5	+	7.2	90	72	++++	−	21.000	9.7/30.3	
	187	54	38	−	7.5	92	70	++	−			
	178	72	37.5	−	7.4	95	56	+	−			
	150	48	37.6	−	7.3	94	48.7	−	−			
	162	42	37.2	−	7.4	95	40	−	−	13.900	9.8/30.7	

3) 퇴원

기계 호흡 치료 후 점차 회복되어 입원 24일 만에 퇴원하였으며 퇴원 당시 가래, 경한 천명, 기침은 간간이 있었으나 수유 잘하고 전신 상태가 좋아져서 퇴원하였다

4) 퇴원 후 경과

퇴원 후 약 6개월간 거의 지속되는 천명과 stridor, 즉 기도 과민성 상태가 지속되었으며 환아는 만성 지속성 중등도 천식 상태를 보였다. 기관지 과민성에 관한 치료는 퇴원 후 약 3개월 이상 지속되었으며 환아는 속효성 기관지 확장제 + 스테로이드를 1일 2회, 집에서 네뷸라이저로 흡입하였다. 간간히 증상이 심한 정도에 따라 경구용 지속성 베타2 - 항진제를 복용하였다. 간혹 천명이 심한 경우 prednisolone을 단기간 경구 투여하였다. 또한 흡입제 스테로이드 사용을 줄이기 위해 경구용 서방형 테오필린을 소량으로 그리고 자디텐 시럽을 지속적으로 투여하였다.

〈 표 20 - 2 〉 검사 소견

· 바이러스 배양 검사

　RSV (−) adenovirus (+)

· 알레르기 항체 검사

　우유 (+)

· 제8병일째부터 GOT/GPT 45/57, 96/87, 112/196으로 점차 증가했다.

발병 8일째. 흉부 방사선 소견 우측 하단에 무기폐를 동반한 약간의 폐침윤 소견이 보였지만 뚜렷한 폐렴은 없었고 퇴원 당시 방사선 소견에 약간의 호전은 있었으나 무기폐와 침윤이 남아 있었다.〈표 20-3, 20-4〉

　● 증상 지속이 계속 반복되어 퇴원 후 2개월 때 흉부 HRCT(high resorance computered tomography)를 찍은 소견은 [그림 20-5, 20-6]이다. 그림에서 보는 바와 같이 어린 소아에서도 심하게 세기관지 손상 후에 흉부 mosaic 패턴을 보이는 폐쇄성 세기관지염(bronchiolitis obliterance)이 생김을 볼 수 있었다.[그림 20-5]

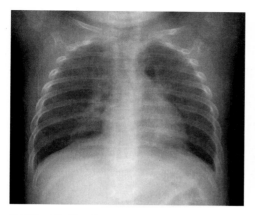

[그림 20-3] On admission day chest radiography shows diffuse hyperexpansion in both lung fields.

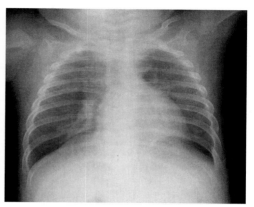

[그림 20-4] Chest radiography shows hyperexpansion of the lung. Multiple patchy and streaky opacities are seen at bilateral mid-lung zone and lower lung zone, suggesting segmental and subsegmental atelectasis.

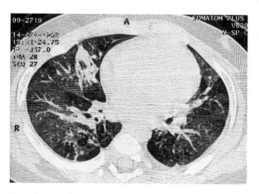

[그림 20-5] At lower level, CT scan also shows mosaic pattern at both lungs and segmental or subsegmental atelectasis at right middle lobe.

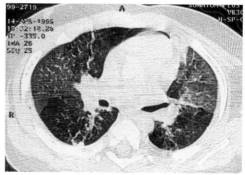

[그림 20-6] CT scan shows multifocal areas of lower attenuation than normal parenchyma, presenting mosaic pattern. That means multifocal air-trapping.

일반적으로 개인에 따라 혹은 바이러스 종류에 따라 차이는 있지만 바이러스 호흡기 감염 후 기도 과민성이 6개월 가량 지속될 수 있으며, 이미 천식을 가지고 있는 경우 기도 과민성이 1년 동안 지속될 수 있다.

(2) 두 번째 입원

2000년 2월 4일에 천식 발작으로 입원하였다. 천식 발작 시작 전에 크루프처럼 쇳소리 기침과 발열로 시작되어 천명과 경도의 호흡 곤란이 있어 입원하였다.

SaO_2는 93%이어서 산소 $2l$/분을 약 30분간 투여하였고 베타2-항진제 흡입을 30분 간격으로 투여하고 수액 치료로 호전되었다. 그 후 집에서 부데소나이드액과 인탈액을 네뷸라이저로 1일 2회 1개월간 흡입 치료하였다. 그 후 2개월간 후릭소타이드 **MDI +** **aerochamber**로 1일 2회 흡입유지 치료와 자디텐 시럽을 1일 2회 3개월간 복용하였고 상태가 호전되어 유지 치료를 중단하였다. 그 후 1개월에 1~2회 상기도염 치료를 받았다.

(3) 세 번째 입원

〈 표 20-7 〉 검사

WBC	13.830
Hgb/Hct	13.1/37.2
eosinophil	1130
ESR	15/4
GOT/GPT	221/195
Total IgE	195
allergy Cap test	Dp++ Df++ Milk+
호흡수	50~55회/분
맥박	90~110/분
SaO_2	94%

2002년 4월 3일에 다시 천식 발작으로 입원하였다. 상태가 많이 호전되어 유지 조절 약물 치료를 중단한 상태였다. 바람 불고 비오는 날 유치원에서 견학을 다녀온 후 쌕쌕

소리와 기침, 숨찬 증상으로 다시 입원하였다. 환아 상태는 중등증 발작 초기 상태였다.

　　< 치료와 교육 >

　① 산소를 약 20분 투여하고 속효성 베타2 – 항진제를 30분 간격으로 초기에 흡입시키고, 수액과 스테로이드 정주 치료 등 중등증 천식 발작 치료로 입원 5일째 퇴원하였다.

　② 발작이 호전되었으나 이 환아에게는 최소 3개월간 유지 조절 치료가 필요하다.

　● 스테로이드 흡입제와 흡입제 지속성 베타2 – 항진제를 MDI+ 스페이서로 투여하려고 시도하였으나 환아의 비협조로 실패하였다.

　● 증상에 따라 경구용 서방형 테오필린과 지속성 베타2 – 항진제를 기침이 심해지면 경구 복용시키고, 급성 증상 유무에 따라 흡입제 속효성 베타2 – 항진제와 스테로이드를 흡입시키며, 최근 류코트리엔 모디화이어와 케토티펜을 경구 투여하고 있다.

　③ 3개월 유지 조절 치료 후 증상이 해소되면 HRCT를 다시 찍어 폐쇄성 세기관지염 소견을 확인할 계획이다.

　혁이의 기도 과민 상태가 언제까지 지속될지 모른다. 혁이가 성장하면서 기도 내경이 커지고, 기도 면역이 호전되면서 어느 때쯤 증상이 사라질지도 모른다. 혹은 전형적인 알레르기 천식으로 증상이 지속될 가능성을 배제할 수 없다. 최근 알레르기 검사에서 집먼지 진드기 양성 반응을 보여 알레르기 천식으로의 행진을 예상하게 된다. 따라서 혁이는 지속적인 주위 생활환경 및 관리가 중요하며 추적 관리가 요구되는 경우다.

2. 증례 2: 바이러스 감염과 영유아 천식

　9개월 남자 정민이는 3.2kg 정상 분만으로 태어났으며, 4개월 때 세기관지염으로 입원하였고, 당시 RSV 양성이었다. 산소 흡입 등 특별한 처치 없이 수액과 베타2 – 항진제 흡입 및 경구 투여와 일반적인 치료 후 호전되었다. 그 2개월 후 6개월 때 기차를 타고 시골에 다녀온 후 갑자기 쌕쌕거리고 다시 흉부 함몰이 있었고, 중등증 발작에 가깝게 호흡 곤란 소견이 있어 산소를 2*l*/분으로 공급받았고 역시 베타2 기관지 확장제 네뷸라이저 치료와 스테로이드 흡입 치료로 반응하여 5일 만에 퇴원하였다. 이때 RSV 검사는 음성이었다. 7개월 때 에어컨이 강한 백화점에 다녀온 뒤 갑자기 쉿소리가 나는 기침으로 시작하여서 천명음이 들리고 밤새 기침이 계속되었다.

최근까지 천명 발작은 4회 경험하였으며, 현재도 정도의 차이는 있지만 밤낮으로 쌕쌕거리고 가래가 끓는 불안전한 호흡 상태를 보이고 있다.

가족력에는 어머니가 어려서 호흡기 증상을 많이 앓았다는 것 외에는 환아 자신과 가까운 가족에게 특별한 알레르기 질환 병력은 없다.

<치료와 장기적인 계획>

① 현재 치료는 집에서 네뷸라이저로 속효성 베타2 – 항진제 치료와 때에 따라서 스테로이드를 흡입시키고 있고, 케토티펜을 계속 복용중이다. 간간이 천명음이 좀더 많이 들리는 경우 경구용 지속성 베타2 – 항진제와 서방형 테오필린 소량을 경구 투여하고 있다.

② 이 환아의 진단과 치료는 경증 지속성과 경증 간헐성 천식 사이를 넘나드는 영유아 천식으로 보며, 이에 준한 치료를 하고 있다. 그러나 이 환아가 단순한 바이러스성 세기관지염 후에 볼 수 있는 기도 과민성과, 그리고 환아의 연령에 따른 영유아 호흡기의 특성으로 생기는 반복성 천명인지 아니면 병력상 가능성은 적지만 후에 전형적인 천식으로 이행될 것인지는 아직 모른다. 따라서 이 환아는 증상에 따라 영유아 천식에 적합한 단계로 치료와 유지 조절 치료 및 추적 관리가 필요하다.

3. 증례 3: 소아 천식과 유사한 질환(기도 이물)

23개월 된 남자 어린이 영준이는 10일 이상 지속되는 기침, 구토, 가래로 때로는 천명음이 있어 개인 의원에서 약 10일간 천식 약물 치료를 받았으나 호전되는 기미가 없고, 평상시와 같이 놀기는 하지만 기침 가래가 지속되면서 숨이 가빠지는 듯이 보여, 천식을 확진하기 위하여 전원되어 왔다.

호흡수 48~52/분, 맥박은 정상범위였고, 약간의 천명음이 들리는 듯했으나. 청진 당시 환아가 심하게 보채는 편이어서 청진하기가 쉽지 않았다. 환아의 상태는 응급한 상황은 아니었지만 천식에 관한 조사를 하기 위해서 입원시켰다.

흉부 방사선 소견에 좌측폐에만 과팽창된 소견을 보였다. 아기가 잘 때 다시 청진해보니 좌측 폐 음이 우측에 비해 현저히 호흡음이 감소되어 있었다. 그 밖에 일반 혈액검사 소견에는 특기할 만한 사항이 없었다.

다시 자세한 병력을 조사한 결과 10여 일 전에 새로 이사하고 부모가 도배를 하던 중 환아가 갑자기 사레가 들려 토할 듯이 기침했고 그 후 위와 같은 증상이 지속되었다고 했다. 확진을 위해 chest CT와 Spiral CT를 찍었다. 흉부 방사선 촬영과 CT 그리고 Spiral CT([그림 20-8, 20-9, 20-10, 20-11, 20-12])상 이물 흡입으로 진단되어 수술하여 이물로 비닐을 제거하였다.

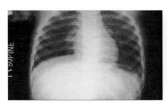

[그림 20-8] 입원 당시 흡기 (inspiration)시 흉부사진

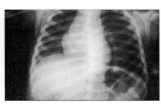

[그림 20-9] 호기시 좌측폐에 이물에 의한 obstructive emphysema 소견이 관찰됨

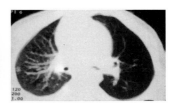

[그림 20-10] 좌측폐 CT 소견에 obstructive emphysema로 낮은 음영을 보이며 좌측 기도가 좁아진 소견.
thin section에서 이물이 추정

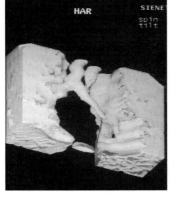

[그림 20-11] 흉부 spiral CT 소견 (좌측 기관지 폐쇄가 보임)

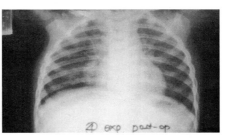

[그림 20-12] 이물 제거 수술 후 호기 상태의 흉부사진. 거의 정상 소견

이 환아의 경우에서처럼 천식을 진단함에 있어서 보다 신중을 기해야 한다.

  •   천식을 진단하기 위해서 주의해야 할 점으로는 다음과 같다.

① 처음부터 보다 자세한 병력 조사를 하여야 한다. 예를 들어 환자가 보채면 기다렸다가 잘 때 청진을 주의깊게 한다거나 언제 어떻게 환아가 호흡 곤란을 느꼈는지 등에 대해서 자세히 살펴볼 필요가 있다.

② 기본적인 흉부 방사선 소견이 천식 감별 진단에 큰 도움이 됨을 잊어서는 안 된다.

③ 간단히 쉽게 천식으로만 생각하지 말아야 하며 천식과 유사한 증상을 보이는 다른 질환들을 늘 염두에 두고 진단을 하여야 한다.

④ 보고된 소아의 흔한 기도 이물은 nut, plastic 순으로 <표 20-13>과 같다

〈표 20 - 13〉 기도 이물의 종류

종류	증례
nut	18
plastic	7
pin or screw	4
seed	3
coin	2
thermometer	1

※ Kendig's Disorders of the Respiratory Tract in children 5th ed. 1990 인용.

4. 증례 4: 아토피와 소아 천식

6세 다연이는 정상 분만으로 태어나서 생후 3개월경부터 얼굴에 습진을 보이는 것 외에는 비교적 잘 자라다가 8개월 때 세기관지염으로 입원 치료한 병력이 있다. 그 후 10개월경부터 거의 한 달에 며칠 동안은 기침, 쌕쌕거림, 가래로 병원에 다녀야만 했다.

가족 중에 오빠가 어려서 천식과 부비동염이 있었다. 다연이 얼굴 피부 소견은 스테로이드 연고를 바른 후 좀 나아졌으나 팔, 다리 접히는 부위 특히 오금과 몸통은 점차 나빠져

서 거의 전신이 가렵고 간혹 피부 가려움 때문에 보채서 잠을 설치기도 한다.

다연이 알레르기 항체 검사 소견에는 집먼지 진드기 두 종류 D. pternyssius(Dp), D. farinae(Df)에 각각 2+ 양성 반응과 계란 흰자위에 1+ 소견을 보였다. 지난해 겨울 mycoplasma 폐렴으로 일주일간 입원한 병력이 있다. 그 후 걸핏하면 특히 야간에 기침이 너무 심하여 잠을 잘 수 없는 경우가 빈번하다.

다연이의 진단은 전형적인 아토피 피부염, 그리고 경증 간헐성 천식과 경증 지속성 천식 단계를 넘나들면서 고통을 받고 있다. 오빠가 있지만 외국에 유학중이어서 혼자서 성장하고 있고, 다연이 방에는 침대와 옷과 많은 장난감으로 가득 차 있다고 하였다.

5. 치료와 교육 및 환경관리

(1) 약물 치료

① 야간 기침이 심할 때 경구용 지속성 베타2 – 항진제를 자기 전에 투여하고 스테로이드를 흡입시키며, 심한 정도에 따라 수액 투여와 속효성 베타2 – 항진제를 흡입시킨다.

② 야간 증상이 호전되면 오후 3시경에 흡입제 스테로이드와 지속성 베타2 – 항진제를 흡입시켜 조절유지 치료한다.

③ 최근에는 류코트리엔 modifier인 Montelukast를 1일 1회 5mg을 혹은 pranlukast를 1일 2회 투여한다.

④ loratadine 혹은 cetilizine을 자기 전에 5~6cc 1회 투여한다.

⑤ 아토피 피부염이 심한 경우 roxithromycin 50mg을 1일 2회와, 경구용 스테로이드를 2~3일간 짧게 투여한다.

(2) 환경 관리

방을 정리하고 잡다한 물건을 치우기를 자주 권한다. 임상에서 흔히 접하고 있듯이

물론 다연이의 경우에도 혼자 크는 아이이고 아이가 늘 아프기 때문에 부모가 아이가 원하는 것을 거절하지 못한다. 아이의 고집을 꺾지 못하여 환경 관리가 제대로 이루어지지 않았다. 다연이의 부모는 경제력도 좋은 듯이 보였으며, 교육 정도도 높은 편이어서 환경 관리의 중요성을 인식하고 수긍하면서도 실제 이를 실천하는 데에는 많은 어려움이 있었고 환경 관리의 실천이 생각만큼 용이한 일이 아니었다.

6. 증례 5: 경증 간헐성, 경증 지속성 천식 및 운동 유발성 천식

(1) 증상

7세 호재는 2.7kg 쌍생아 중 둘째로 태어나서 4세 때 폐렴을 앓은 후부터 찬 바람만 쏘이면 갑자기 기침과 쌕쌕거림으로 잠을 설치고 며칠씩 고생하며 호흡 곤란으로 응급실에 간 적이 2번 있었고 천식으로 입원한 병력이 있다. 특히 뛰기만 하면 발작적인 기침과 숨이 막혀 주저앉을 때가 많다. 몸무게는 정상보다 크고 눈만 뜨면 뛰는 것이 생활이라 늘 땀을 많이 흘려 쉽게 감기에 걸린다고 했다. 호재는 병력상, 그리고 운동 부하시험으로 뚜렷한 운동 유발성 천식을 수반하고 있었다. 알레르기 항체 검사에서 집먼지 진드기 Dp 3+, Df 4+소견을 보였으나 식품에는 음성이었다. 가족 중에 쌍둥이 첫째가 기침을 역시 자주 하는 편이나 쌕쌕거림으로 응급실에 간 적은 없었고 가족 중 할아버지가 기관지가 나빴다는 것 외에 특기할 사항은 없다. 약 7개월 전에 쌕쌕거림의 급성 천식 발작이 있어 응급실에서 산소 투여 및 약물 주사 치료를 받았다.

(2) 치료

1) 호재는 2년반 전에 처음 방문시 증상은 중등증 발작 상태였고 병력에 늘 가래 끓고 기침하며 밤에는 쌕쌕거려 잠을 뒤척거린다고 했다.
처음 치료 당시 산소 흡입, 수액을 정맥 주사했으며, 베타2-항진제를 30분마다 3회 흡입시켰고, 그 후 6시간마다 흡입 치료를 3일간 실시하였고, 스테로이드를 2일간 정맥 주사하였으며, 일반 혈액 검사와 알레르기 검사를 실시하였다.

2) 급성 증상이 호전된 후 MDI+ 스페이서로 스테로이드 흡입 1일 2회, 인탈(크로몰린) 흡입제 1일 3회, 서방형 테오필린 경구 투여 1일 2회, 속효성 베타2 − 항진제를 아침, 저녁 흡입시켰다. 호재의 상태는 호전되었으나 간간이 밤에 기침을 했으며 호흡음이 깨끗하지는 않았고 뛰면 기침을 한다고 했다.

3) 약 3개월 후
① 면역 치료를 시작하여 주 1회 피하 주사
② 스테로이드 흡입 1일 1회
③ 속효성 베타−2항진제를 아침에 유치원 가기 전에 흡입시켰다.
④ 인탈 흡입을 1일 3회 권했으나 지켜지지 않았다.
호재의 상태는 호전되어 1～2개월에 한 번 정도로 감기와 더불어 쌕쌕소리가 밤에 들리는 정도였다. 뛰거나 날씨 변동이 심한 경우 심하지는 않으나 기침을 하는 편이다. MDI+ 스페이서로 흡입하는 것을 최근 DPI로 바꾸었다.

4) 2년 후 호재는 그 동안 규칙적으로 면역 치료를 실시하였으며 점차 지속되던 기도 과민성도 거의 없어지고, 흡입제 투여는 DPI 형태로 지속성 베타2 − 항진제 + 스테로이드제를 학교 가기 전에 흡입을 권하고 있으나 잘 지켜지지 않고 있다. 현재까지 면역 치료를 1개월에 1회씩 유지 치료하고 있다.

7. 증례 6: 급성 소아 천식 중등증 혹은 중증 발작

(1) 증상

13세 중학교 1학년 희경이는 응급실로 내원하여 산소 투여 등 급성 천식 발작을 치료받은 환아로 환자 자신이 쓴 자신의 증상 기록이다. 희경이는 밤에 학원 수업을 끝내고 버스 정류장에서 집으로 걸어오고 있는데 굉장한 매연을 내뿜는 버스가 지나갔다. 12월의 추운 저녁이었고 지난 일주일 동안 시험기간인 데다 감기까지 걸려 고생하고 있어 코가 막히고 가슴이 답답함을 느끼고 있었던 차였다. 갑자기 희경이는 숨쉬기가 더 힘들어지면서 쌕쌕거리고 헐떡거림을 느끼게 되었다. 희경이는 숨을 쉬기 위해서 멈추어 서야 했고 숨을 몰아쉬자 차가운 공기가 폐 속으로 들어오는 것을 느꼈으며, 점점 더 숨을 쉬기가 어려웠다. 코는 완전히 점액이 꽉 차서 막혀 버렸으며 숨쉴 때마다 가슴이 아프고 입으로 호흡하려고 노력할수록 가슴이 더 조여옴을 느낄 수 있었다.

희경이는 기침을 하기 시작하였고 기침을 할수록 더 증상이 심해져서 더 숨쉬기가 어려웠다. 어쨌든 기침을 하고 숨을 몰아쉬면서 간신히 집에 도착하여 집안의 따뜻한 공기 속에서 몇 분을 지내자 좀 나아졌으나 가슴은 여전히 아팠고 목도 아팠으며, 이러한 상황이 계속되는 동안 질식할 것 같았다. 응급실로 오는 도중 기관지가 막힐 것 같아 너무나도 겁이 났다고 했다. 희경이도, 엄마도 이렇게 무서운 상황은 이번이 처음이었다고 했다. 희경이의 알레르기 항체 검사에서는 Dp 4+, Df 5+, cat 1+였다.

희경이의 천식 발작은 첫째 차가운 공기와 버스 매연에 의해서 유발되었다. 그러나 희경이의 병력을 청취하면서 꽤 오래 동안 천식을 발달시키고 있었음을 알 수 있었다. 둘째 희경이의 병력이 초겨울부터 내내 조금씩 기침을 하고 있었고 거의 밀폐된 집안 환경에서 지내고 있었기 때문에 집먼지 진드기에 감작되어 있었을 가능성이 높았고 기도에 점차적으로 염증이 생긴 상태였다고 판단되었다. 이러한 염증 반응으로 이미 기도가 어느 정도 좁아져 있었고 과다한 점막의 부종 및 분비물이 차 있던 상태로 볼 수 있다.

희경이의 경우 이러한 잠재적 상황에 도달하게 됨에 따라 보다 쉽게 천식 발작을 일으킬 수 있는 여러 가지 요인인 찬 공기, 매연의 흡입 등 환경적 노출 혹은 특정 식품 등과 같은 천식 유발 인자들에 보다 쉽게 민감한 상태가 될 수 있었다. 희경이의 경우 두 가지 악화 인자가 있었다. 겨울의 차갑고 건조한 공기와 버스의 매연, 이 두 가지 요인들은 희경이의 천식의 원인은 아니다. 단지 희경이의 천식 발작 유발의 요인이다. 희경이 옆을 지나가던 천식이 없는 다른 사람들도 차가운 공기와 버스 매연을 들이마셨지만 천식 발작을 일으키지는 않았다.

(2) 치료

① 희경이는 PFT 검사를 할 시간적 여유도 없이 산소 3~4l/분을 약 30분간 투여하였다.

② 수액을 공급하였다.

③ 네뷸라이저로 속효성 베타2－항진제를 30분마다 흡입시켰다.

④ 아미노필린 4mg/kg/hr 정주 부하 투여하였고 이어서 유지 용량으로 0.7 mg/kg/hr를 지속 투여하였다.

⑤ 솔루메드롤을 3일간 정주하였다.

⑥ 혈액 가스 분석과 일반적인 혈액 검사 및 알레르기 혈청 검사를 실시하였다. 일반 혈액 검사에는 wbc 16.900, Hgb 13, 호산구 940으로 높았으며 ESR 45/21, PH 7.3, PaO_2 65mmHg, $PaCO_2$ 45mmHg, SaO_2 92~95%였다.

알레르기 반응 검사는 CAP system test로 상기와 같이 집먼지 진드기 두 종류에 강한 양성 반응을 보였다. 피부 반응 검사는 퇴원 후 약물 복용과 관련 없는 시기에 실시하도록 다음 계획으로 약속하였다.

⑦ PFT를 응급 치료 약 30분 후에 시행하였다.[그림 20-14]

⑧ 다음날 PFT를 다시 실시하여 폐 기능 호전 여부를 체크하였다.[그림 20-15]

⑨ 최대호기속도기 측정 방법을 교육시키고 기록하게 하였으며. 최대호기속도 측정이 이번 겪은 고통을 미리 알아차리고 예방할 수 있는 방법임을 인식시켰다.

흡입제 흡입 방법과 흡입제의 장점을 교육시켰다.

⑩ 3일 후 급성 천식 발작은 급속도로 호전되어 서방형 경구제 테오필린과 지속성

베타2 – 항진제 흡입을 시도하였다. 그러나 환자가 예민하여서 서방형 테오필린은 사용할 수가 없었다. 이 경우에서 볼 수 있듯이 환자마다 순응도가 다르고 약제 적용이 다를 수 있다. 현재 치료는 지속성 베타2 – 항진제와 스테로이드 흡입제를 1일 2회 흡입하고 있으며 간혹 발작시 속효성 베타2 – 항진제와 경구용 스테로이드를 필요에 따라 사용하고 있다.

⑪ 충분히 가능한 연령에서는 본인에게 증상 일기와 느낀 점을 기록하게 하는 것이 진료에 도움이 되었다.

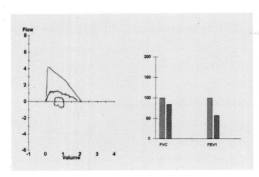

[그림 20-14] 첫 번째 폐 기능 검사 소견

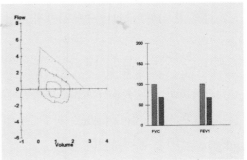

[그림 20-15] 기관지 확장제 흡입후 2번째 폐 기능 검사 소견

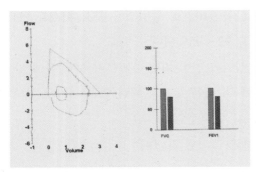

[그림 20-16] 퇴원 일에 측정한 폐 기능 검사 소견

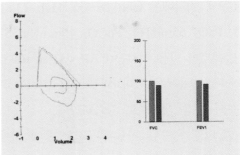

[그림 20-17] 퇴원 후 외래 방문시 측정한 폐 기능 검사 소견

8. 증례 7: 소아 천식 지속 상태

(1) 증상

동학이는 초등학교 1학년 7세 남자 어린이로 숨찬 증상과 기침을 호소하며 응급실을 통하여 내원하였다. 동학이는 3.2kg으로 정상 분만으로 태어났으며 예방 접종은 정상적으로 시행되었다. 동학이는 12개월경과 17개월 때 세기관지염으로 입원하였으며 3세 때 유사 백일해 기관지염으로 입원한 적이 있었다. 약 2주 전부터 기침을 하였지만 온종일 밖에 나가서 놀고 밤에만 겨우 집에 들어오곤 하여 환아의 상황을 부모가 크게 관심을 두지 않았다. 2일 전부터 잘 때 호흡이 거칠어서 인근 의원을 찾아간 결과 기관지가 약하다는 말과 함께 큰 병원에 가서 자세한 검사를 하는 것이 좋을 것이라는 권고를 받았다. 다음날 새벽 갑자기 호흡 곤란이 와서 새벽 4시경 응급실로 찾아왔다. 가족력으로는 친할머니가 천식이며, 아버지가 알레르기 비염이었다.

소아의 상태는 급성 천식 발작이었다.

응급실에서 산소 투여와 기타 응급 흡입 치료를 실시하고, 검사로 흉부 방사선 촬영, 알레르기 검사, microplasma antibody, cold agglutinin 검사, 기타 일반 혈액 검사와 peroximetry를 부착하였다.

(2) 치료

1) O_2 3~4l/분를 투여하고 속효성 베타2 - 항진제를 반복적으로 흡입시키고 수액을 공급하였다. 테오필린을 정주하였고 스테로이드를 6시간마다 천식 지속 상태에 준하여 정주하였다. 터뷰탈린을 피하 주사로 일반적인 중증 급성 천식 발작 치료를 계속하여 실시하였음에도 불구하고 환자의 상태는 호전을 보이지 않았다.

2) 환자는 전혀 호전 기미를 보이지 않고 숨이 차서 누울 수도 없었으며 간간히 외마디 소리로 "엄마 나 왜 그래?"만 반복하였다. 환자는 복통을 호소하기 시작하였고 숨이

차서 아무 말도 할 수 없었다. 응급실에서부터 치료 20시간 내에 네 차례 반복해서 터뷰탈린 피하 주사를 반복 투여하였다.

환아는 급속히 상태가 나빠지며 쉴새없이 땀을 흘렸고 말은 거의 못하였으며 손으로 계속 복통을 호소하듯이 배를 가리키며 힘들어 했다. SaO$_2$는 계속 떨어져 80~85%를 나타내었고 PaCO$_2$는 70mmHg 이상이었고 pH도 acidosis 상태였다.

3) sodium bicarbonate를 정주하고 터뷰탈린을 정주하려고 할 때 거의 호흡 정지 상태에 이르렀다. 혈액 산소 분압 소견은 천식 지속 상태였다.

4) 치료 36시간에 환자는 중환자실로 이실되었고 맥박은 200을 넘었으며 호흡수도 얕은 호흡이 100회를 넘나들었다. 환아 상태는 계속 악화되었고 따라서 기계 호흡을 준비하였다. 입원 약 48시간이 되었을 때 호흡 정지가 초래되었다.

5) 속효성 midazolam을 1mg/kg/hr 투여로 진정시키고 기관 내 삽관(intubation)을 하여 기계 환기 요법과 속효성 베타2-항진제를 네뷸라이제로 흡입시키고 스테로이드를 정주하여 환자 상태와 혈액 가스 분압이 약간 호전되었다.

6) 입원 당시 방사선 소견이 양쪽 폐의 과팽창 외에는 특기할 사항이 없었으나 중환자실에서 기계 환기 호흡을 하면서 무기폐 소견과 좌측 폐의 침윤 소견이 보였다.

7) 약 20시간 경과 후 환자는 midazolam에서 깨어나 기관 내 삽관 튜브와 계속 저항하였다. 몸부림치기 시작했고, 튜브를 밀어내려고 저항했다.

8) 이때 스테로이드 때문인지 명확하지 않으나 위 장관 출혈이 되고 있었다.

9) 환자 산소 분압 상태가 어느 정도 호전되고 환자가 계속 튜브에 저항하여 기계 환기 요법을 실시한 지 약 30시간경에 튜브를 제거하였다. 그러자 다시 환자의 산소 분압

이 나빠져 다시 튜브를 삽입하면서 환자는 점점 더 출혈을 하였고 상태가 나빠졌다. 다시 SaO_2 89~91%, $PaCO_2$ 65~70mmHg를 나타냈고 환자의 전신 상태가 악화되어 갔다.

10) 다시 midazolam을 투여하고, 작용 시간이 긴 ketamine을 1mg/kg/hr로 정맥주사하고, 더욱 어렵게 튜브를 삽입하여 기계 환기 요법을 재차 시작하였다. 동시에 매일 전해질과 일반 혈액 검사, 산소 분석을 체크하여 산혈증을 방지하기 위하여 중탄산염 ($NaHCO_3$)를 1mEq/kg로 서서히 정주하였으며 속효성 베타2-항진제는 흡입 치료만 실시하였다. 환자가 다시 마취에서 깨어나려고 하면 ketamine을 근육 주사하여 기도 튜브를 유지하였다.

스테로이드 정주는 감량하여 정주하였고, 아미노필린은 혈청 테오필린 수치를 측정하여 용량을 조절하여 정주하였으며, 떨어진 혈색소를 보충하기 위해 수혈 후 위장관 출혈이 점차 호전되고 환아의 전신 상태도 호전되었다.

11) 기계 환기 요법을 재차 시작한 지 3일째에 자발 호흡이 돌아오고 $PaCO_2$도 60mmHg 이하로 유지되고, 베타2-항진제 네블라이저 횟수도 줄이면서 환자 상태가 점차 안정되어 튜브를 재삽입한 지 6일째 기계 호흡 장치와 삽입 튜브를 제거하였다.

12) 천식 지속 상태의 주의점

① 반복적인 속효성 베타2-항진제 흡입과 terbutaline 피하주사, 테오필린 정주와 같은 치료법들은 환자에게 심한 빈맥을 초래할 수 있어 더 쉽게 호흡 부전을 초래함을 기억할 필요가 있다.

② 기계환기요법을 받는 환아는 충분히 산소 분압 상태가 호전되어, 즉 FiO_2 0.4 이상에서 $PaCO_2$ 60mmHg 이하를 유지하고 자발 호흡(self respiration)이 회복되며, 맥박이 정상범위로 심폐 기능이 안정적으로 충분히 호전된 다음에 튜브를 제거(extubation)해야 한다. 조급한 튜브 제거는 환자에게 더 큰 고통과 부작용을 줄 수 있거나 치명적일 수 있을 뿐 아니라, 치료 의사에게도 심한 고통을 준다.

호흡 곤란 상태에 있는 환자에게 마취제를 투여한다는 것은 혹시 깊게 마취되어 호흡 중추에 악영향을 줄 가능성과 의식이 다시 회복되지 못할 것 같은 두려움이 따른다. 따라서 모든 치료에서도 마찬가지겠으나 천식 지속 상태의 치료는 과학을 뛰어넘는 아트(art)보다 더 심오한 치료라 할 수 있다.

찾아보기

Sulfites   86, 229, 238

(T)

tobacco smoke   48, 64, 80
theophylline   150, 151, 153, 162, 193
terbutaline   142, 177, 185, 186

(V)

vitamine A   58, 242, 248
vitamine B$_3$ 242, 244
vitamine B$_5$ 243
vitamine B$_6$ 243
vitamine B$_{12}$ 243, 245
vitamine C   60, 238, 244, 247
vitamine E   244

(W)

wheezing   21, 69, 77, 135

(etc)

β-adrenergic receptor   141
β-adrenergic receptor-adenylate cyclase   67
β-blocking agent   91

임상 소아 천식

초판 1쇄 발행 2002년 8월 24일
초판 2쇄 발행 2003년 4월 25일

지은이 · 윤혜선
펴낸이 · 고화숙
펴낸곳 · 도서출판 소화
등록 · 제13-412호
주소 · 서울시 영등포구 영등포동 94-97
전화 · 2677-5890(대표)
팩스 · 2636-6393
홈페이지 · www.sowha.com

ⓒ윤혜선 2002

ISBN-89-8410-210-5
값 25,000원

☆ 잘못된 책은 바꿔드립니다.